DIE TOMATE

Heilen und genießen
mit der neuen Kultfrucht

Sylvia Winnewisser

DIE 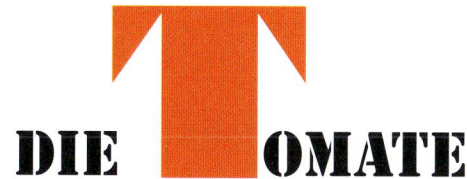OMATE

HEILEN UND GENIESSEN
MIT DER NEUEN KULTFRUCHT

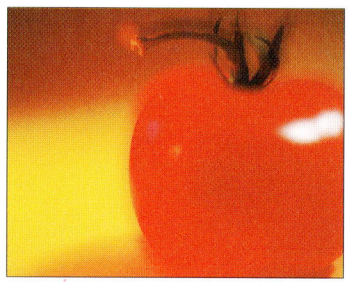

Die Deutsche Bibliothek – CIP-Einheitsaufnahme

Winnewisser, Sylvia:

Die Tomate : Heilen und genießen mit der
neuen Kultfrucht / Sylvia Winnewisser. -
Berlin : Urania, 1999
ISBN 3-332-01017-4

Umschlaggestaltung: Behrend & Buchholz,
Hamburg
Titelbild: Reiner Grass, Hamburg
Fotos: Edgar Gugenhan (2); KNORR (1); Peter
Kölln, Köllnflockenwerke (1); MediText (38)
Design, Layout und DTP: Dr. Katrin Beyer
Redaktion: Dr. Magda Antonic
Eine Buchproduktion von MediText,
Stuttgart

Printed in Germany
Gedruckt auf alterungsbeständigem Papier
und chlorfrei gebleichtem Zellstoff

ISBN 3-332-01017-4
03 02 01 00 4 3 2 1

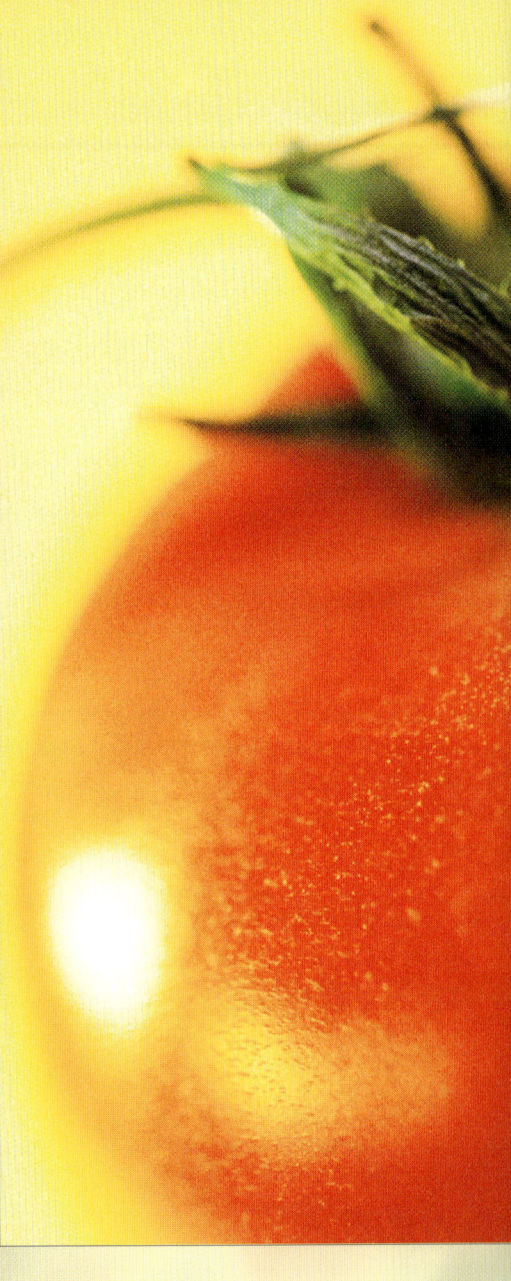

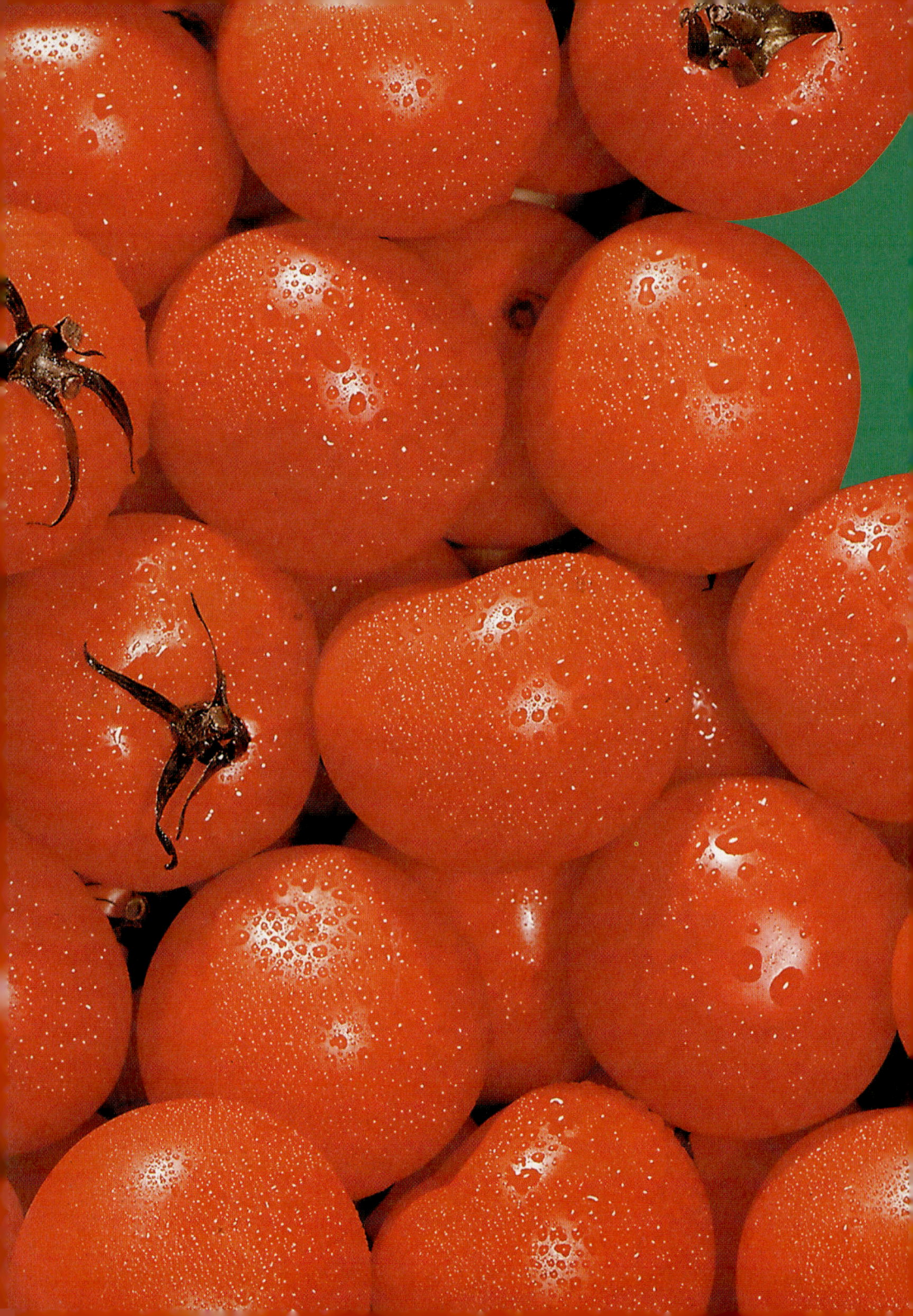

WISSENSWERTES RUND UM DIE TOMATE

Ihr Name scheint fast überall auf der Welt gleich zu sein. Tomate wird sie außer in Deutschland in Spanien und Frankreich genannt, tomato in England, Japan und Korea, tomat in Dänemark und Norwegen, tomaat in Holland, tomaatti in Finnland. Lediglich Italien ist bei den Goldäpfeln geblieben und Österreich nennt sie weiterhin Paradeiser, Paradiesapfel. Vielleicht war es ja doch eine Tomate, die Eva Adam im Paradies reichte, eine Baumtomate, mit dem sie ihn verführte. Das würde zu ihrem Ruf als Liebesapfel passen. Es gibt auch andere, weltlichere Spekulationen, die bei der Namensgebung eine Verwechslung mit den Auberginen – ebenfalls ein Nachtschattengewächs – für möglich halten. Diese „Eierpflanzen" waren in arabischen Ländern sehr beliebt und unter dem Namen „Äpfel der Mauren", in Italien pomo del moro, in Frankreich pomme des mours, bekannt.

Die mexikanische Schwellfrucht

Die Heimat der Tomate liegt in Südamerika, dort wuchs sie in den Anden von Peru und Ecuador als Wildpflanze. Zum ersten Mal erwähnt wird sie um 500 vor Christus. Indianer wurden auf die Pflanze mit den interessanten Blüten aufmerksam, doch

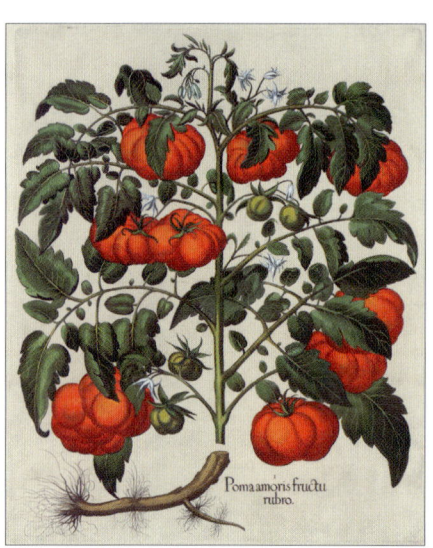

Poma amoris fructu rubro.

gibt es keine archäologischen Hinweise darauf, dass die Indianer Tomaten aßen. Auch gibt es in der Sprache der Andenstämme keinen Begriff für diese Frucht. Wahrscheinlich haben erst mexikanische Indianerstämme begonnen, aus den wild wachsenden Pflanzen die besten Sorten auszusuchen und zu züchten. So wurden aus den kleinen, dünnschaligen Tomaten große, ansehnliche und wohlschmeckende Früchte. Die Indianer, unter ihnen auch die Azteken, nannten sie „Xitomatle", ein Wort aus der Sprache der Nahua – ein mexikanischer Indianerstamm. Es heißt übersetzt Schwellfrucht.

8

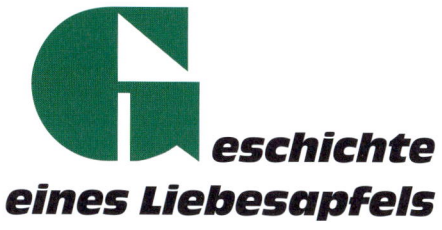

eschichte eines Liebesapfels

Spanische Seefahrer, allen voran Christoph Kolumbus, waren es, die Tomatenpflanzen oder -samen mit nach Europa brachten (wie auch die anderen Nachtschattengewächse Kartoffeln und Paprika). Der Spanier Hernando Cortés nahm 1519 Tenochtitlán ein, die aztekische Hauptstadt. Auch er hat wohl die Kulturtomaten der Mexikaner kennen gelernt und mit in sein Heimatland genommen. In Europa stand man diesem merkwürdigen Gemüse, das über Nacht seine Farbe von Grün nach Rot änderte, zunächst skeptisch gegenüber und hielt es für ungenießbar, ja sogar giftig, manche hielten die Tomate für ein Aphrodisiakum, andere wiederum bezichtigten das Nachtschattengewächs, „Liebeswahnsinn" auszulösen. Ihre Verwandtschaft zu anderen giftigen Nachtschattengewächsen hat der Tomate dabei nicht sehr geholfen.

Der erste Tomatensalat

Man scheint in Italien zuerst damit begonnen zu haben, Tomaten zu essen. Jedenfalls behauptet der Italiener Petrus Andreas Matthiolus in seinem Pflanzenbuch von 1544, dass die Tomate in Italien mit Öl, Salz und Pfeffer gegessen wird. Ein weiteres Tomatenrezept taucht 1554 in Spanien auf, veröffentlicht von dem Holländer Rembert Dodoens: Tomatensoße spanischer Art. Bald folgten die Franzosen mit den ersten

Tomatenrezepten. Sie nannten die Frucht pomme d'amour, Liebesapfel. Die Italiener nannten die Tomate pomo d'oro, goldener Apfel, was darauf schließen lässt, dass sie zuerst gelbe Tomaten züchteten.

In Amerika taucht die Tomate zuerst im 18. Jahrhundert auf. Später erwähnt Thomas Jefferson die kulinarischen Möglichkeiten der roten Früchte in einem von ihm 1814 herausgegebenen Gartenbuch. Die Campbell Soup Company startete 1869 im US-Bundesstaat New Jersey ihre Produktion der berühmten Tomatensuppe. Bis 1990 hat Campbell Soup allein 20 Billionen (!) Dosen Tomatensuppe produziert und verdankt somit der Tomate ihre erfolgreiche, nunmehr über 125-jährige Firmengeschichte.

Giftige Zierpflanze

In den meisten europäischen Ländern hatte die Tomate jedoch bis 1842 nur einen Status als Zierpflanze. Wegen ihrer hübschen gelben Blüten wurden Tomatenpflanzen gerne in Hof-

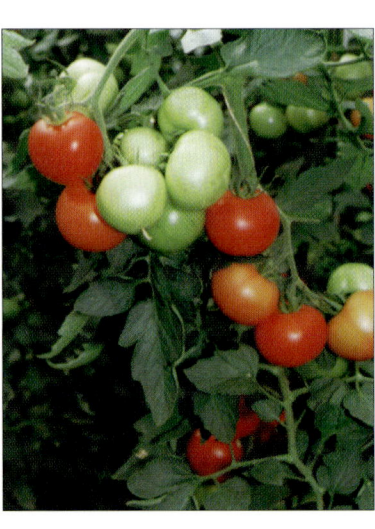

gärten gepflegt. Es dauerte bis ins 19. Jahrhundert hinein, genau 1890, ehe die Tomate überhaupt nach Deutschland kam, doch auch hier wurde sie zunächst nur wenig beachtet. Erst der Erste Weltkrieg brachte ihr den Durchbruch als Volksnahrungsmittel. Von da an wuchs ihre wirtschaftliche Bedeutung weltweit zusehends. Statt Liebeswahnsinn auszulösen, löste die Tomate schon bald Ernährungsprobleme.

Von der Giftpflanze zur beliebtesten Gemüsesorte

Weil sie so bitter schmeckte, hielt man die Tomate anfänglich für eine Giftpflanze. Tatsächlich enthalten grüne Tomaten sowie Blätter und Stiele (deshalb die Stielansätze vor dem Zubereiten immer entfernen!) der Tomatenpflanze auch ein Gift: das Alkaloid Solanin. Grüne Kartoffeln enthalten dieses Gift übrigens auch. In zu großen Mengen gegessen, kann Solanin tödlich wirken. Doch mit zunehmendem Reifegrad wird es abgebaut, in den reifen Früchten ist es bis auf den Stielansatz kaum noch nachweisbar.

Nachdem die Tomate zu Beginn des 20. Jahrhunderts populär wurde, hat ihre Beliebtheit immer mehr zugenommen, sodass sie heute eine der bedeutendsten Gemüsearten auf der Welt ist. Weltweit werden heutzutage etwa 90 Millionen Tonnen Tomaten pro Jahr produziert, davon ungefähr 15 Millionen Tonnen in Europa. In Deutschland verzehrt jeder Bundesbürger pro Jahr etwa 18 kg Tomaten. Davon nimmt er fast die Hälfte in Form von Tomatenprodukten wie Ketchup oder Tomatenmark bzw. -saft zu sich.

Tomaten aus aller Welt

Frische Tomaten erhält man mittlerweile das ganze Jahr über. In unseren gemäßigten Breiten ist Erntezeit von Mai bis Oktober. Importware, die wir die übrige Zeit genießen, hat den

Nachteil langer Anlieferungswege, was Umweltschützern zu Recht ein Dorn im Auge ist.

Die größten Tomaten-Freiland-Produzenten der Welt sind neben Ägypten, Russland und der Türkei vor allem China, die USA, Spanien und Italien. Tomatenanbau unter Glas betreiben vor allem die Niederlande und Belgien in großem Stil.

Ist die Freilandtomaten-Saison in Deutschland vorbei, können wir uns an den zahlreichen Tomatenprodukten, die es in Dosen, Flaschen, Tuben oder selbst gemacht gibt, erfreuen.

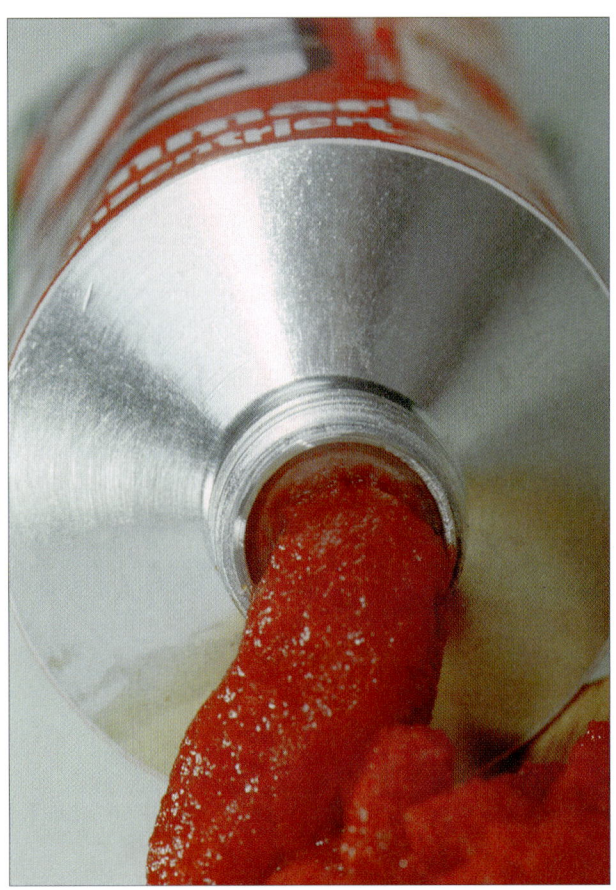

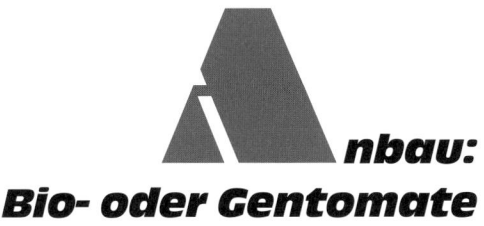

Anbau:
Bio- oder Gentomate

Die Anbaumethoden von Tomaten sind lange Zeit sehr umstritten gewesen. Vor allem die in holländischen Treibhäusern produzierten Früchte hatten nichts mehr mit dem aromatischen Geschmack einer Tomate gemeinsam, die in freier Natur und von der Sonne verwöhnt gereift ist. Jeder, der selbst im heimischen Garten Tomaten anbaut, kann dies wohl bestätigen. Doch in Holland hat man mittlerweile dazugelernt und produziert inzwischen wohlschmeckende Strauchtomaten auch im Freiland. Problematisch bleiben nach wie vor Düngemethoden und Schädlingsbekämpfung im herkömmlichen Landbau. Dazu kommen in einigen Ländern Bestrahlung, Begasung oder andere chemische Behandlung des Gemüses, die allesamt notwendig sind, um hohe Ernteerträge zu erzielen und meist unreif geerntetes Gemüse für die langen Anlieferungswege haltbar zu machen, doch sie schaden der Gesundheit des Verbrauchers.

Gesunde Lebensmittel auf den Tisch

Gesundheitsbewusste Ernährung ist in den letzten Jahren auch mehr und mehr in den Vordergrund gerückt, nicht zuletzt durch ausführliche Informationen durch die Medien und die Horrormeldungen über Inhaltsstoffe in Lebensmitteln und ihre Wirkungen, die immer mehr Verbraucher – nicht nur Eltern mit kleinen Kindern – zum Handeln angeregt haben.

Ernährungsbewusste greifen daher zu Lebensmitteln aus kontrolliert biologischem Anbau. Bio-Bauern verwenden weder chemischen Dünger noch spritzen sie Pestizide oder Fungizide auf die Gemüsepflanzen. Nebenbei: Auch tierische Produkte aus artgerechter Tierhaltung und Fütterung mit eigens angebautem Futter sind zu empfehlen, denn sowohl Geschmack wie Qualität stimmen.

Bio ist nicht gleich Bio

Bio-Lebensmittel sind nicht wesentlich teurer als herkömmliche, sieht man den hohen Gehalt an Nährstoffen, den diese Lebensmittel haben, der weder durch Erhitzen, Ausmahlen noch sonstige Denaturierung zerstört wurde. Kaufen Sie also Ihrer Gesundheit zuliebe nur Lebensmittel, die nachweislich aus kontrolliert biologischer Produktion stammen. Das gilt natürlich auch für Tomaten. Aber Vorsicht, Bio ist nicht gleich Bio. Begriffe wie „aus biologischem Anbau", „naturnah", „ökologisch", „biologisch" usw. sind irreführend, tragen sie nicht zusätzlich den Namen eines kontrollierten Erzeugers oder „EWG-Kontrollverfahren ökologische Agrarwirtschaft".

Sicher geht man in jedem Fall, wenn man Produkte kauft, die nach den Richtlinien des ökologischen Landbaus angebaut wurden und dementsprechend gekennzeichnet sind.

Kontrollierte Erzeugerbetriebe

Folgende Erzeugerverbände haben sich den Rahmenrichtlinien der AÖL (Arbeitsgemeinschaft ökologischer Landbau) angeschlossen und teilweise zusätzliche eigene Richtlinien entwickelt:

- **ANOG** – Arbeitsgemeinschaft für naturnahen Obst-, Gemüse- und Feldfrucht-Anbau (seit 1962)
- **Biokreis Ostbayern** (seit 1979)
- **Bioland** (seit 1971)
- **Demeter** (seit 1924)
- **ECOVIN** – Bundesverband ökologischer Weinbau (seit 1985)
- **GÄA** – Vereinigung ökologischer Landbau (seit 1989)
- **Naturland** (seit 1982)
- **Ökosiegel** – Verein ökologischer Landbau (seit 1988)

Die Einhaltung der Richtlinien wird von den Verbänden selbst und von unabhängigen Kontrollstellen kontrolliert. Außerdem hat auch die EU eine „Verordnung... über den ökologischen Landbau und die entsprechende Kennzeichnung der landwirtschaftlichen Erzeugnisse und Lebensmittel" erlassen. Seit 1993 ist sie in allen Ländern der Europäischen Union verbindlich. Auch für Import-Öko-Lebensmittel aus Nicht-EU-Ländern gilt diese Verordnung, sonst dürfen die Produkte nicht bei uns vermarktet werden.

The Greenery International

In den Niederlanden gibt es das Unternehmen „The Greenery International", das die von ihm angebotenen Produkte nur aus umweltgerecht und ökologisch wertvoll anbauenden Obst- und Gemüsebetrieben bezieht. Der Anbau wird streng auf chemische Rückstände kontrolliert. Ganz ohne Chemie arbeiten sie noch nicht, doch es wird immer weniger. Die Schädlingsbekämpfung erfolgt ausschließlich biologisch nach dem Motto: „Nützlinge gegen Schädlinge." Marienkäfer gegen Blattläuse, Raubmilben gegen Rostmilben, Raubwanzen gegen Thripse usw. Chemie wird nur in hartnäckigen Fällen eingesetzt und dann solche Mittel, die das natürliche Gleichgewicht nicht zerstören. Bestäubt wird auch natürlich – hierfür sind bei einigen Produzenten die eigens gehaltenen Hummeln zuständig, die dafür sorgen, dass es bereits ab März Tomaten gibt – aus dem Treibhaus. Die so angebauten Gemüsesorten sind zum Beispiel Paprika, Tomaten, Blumenkohl, Gurken, Lauch, Chicorée, Zucchini, Fenchel und Strauchobst. Ein weiteres Merkmal der Greenery-Produkte ist, dass sie innerhalb von 18 Stunden nach der Ernte in den Verkaufsläden sein sollen. Das zahlt sich aus, besonders bei Frische, Geschmack und Qualität des Gemüses. Tomaten werden nicht mehr unreif geerntet, und das hebt die Laune der Verbraucher.

Gentomaten – eine Lösung?

Eigentlich gibt es keinen Mangel an Tomaten, es wird stets genügend produziert, weltweit wie gesagt 90 Millionen Tonnen pro Jahr. Dennoch hat es sich die Wissenschaft nicht nehmen lassen, auch im Hinblick auf Gemüse, über das Thema Genmanipulation nachzudenken. Tomaten sollen vor allem resistent gemacht werden gegen bestimmte Bakterien, die Zellwände zersetzen und Früchte matschig werden lassen. So haben wir der Gentechnik die erste „Anti-Matsch-Tomate" zu verdanken, ihr Name ist FlavrSavr. Hersteller ist die US-Firma Calgene. Die gentechnische Beeinflussung verläuft so: Ein bereits vorhandenes Gen in der Tomate wird verändert, indem es noch einmal in das Genom eingebaut wird, diesmal verkehrt. Das bewirkt, das die eigentliche Funktion des Gens ausfällt – zwei gegensätzliche Wirkungen heben sich ja bekanntlich auf.

Innen faul – außen frisch

Die normale Funktion dieses Gens wäre es, das Enzym Polygalakturonidase zu bilden, das die pflanzlichen Zellwände angreift und für das Weichwerden der Tomate verantwortlich ist. Fehlt es, sieht die Frucht auch nach mehreren Tagen noch schön knackig frisch aus. Sie kann also an der Pflanze reifen, Geschmack entfalten und dennoch über weite Strecken transportiert werden, ohne weich oder gar matschig zu werden. Bisher werden Tomaten grün gepflückt und erst kurz vor der Vermarktung durch Begasung mit dem Pflanzenhormon Ethylen zum Reifen gebracht. Diese genannten Vorteile wären eigentlich zu begrüßen. Doch verhindert die Genmanipulation nicht, dass die Tomate im Innern zerfällt und im schlimmsten Fall innen faul, außen frisch ist. Auf jeden Fall verliert sie ihre Nährwerte, ohne dass man es ihr ansieht. Zusätzlich wird sie mit einem pilzresistenten Gen geimpft. Dies kann nach Meinung von Wissenschaftlern zur Resistenz beim Menschen gegen dieses Antibiotikum führen. Weitere eventuelle Auswirkungen gentechnisch veränderter Lebensmittel auf den menschlichen Organismus müssen noch erforscht werden. Ähnliche gentechnische Versuche werden mit Erbsen, Erdbeeren, Blumenkohl, Kartoffeln, Weizen, Soja und Reis gemacht.

In einigen Ländern wurden gentechnisch manipulierte Gemüse zugelassen, zuerst in den USA, einige auch in Großbritannien. In Deutschland ist die Verwendung von gentechnischen Zutaten ab bestimmten Mengen kennzeichnungspflichtig. Inzwischen hatte man auch hier keine Bedenken mehr, nach Soja, Mais und Tabak nun auch die Gentomate Zeneca von Calgene, eine besonders haltbare Sorte, für den Markt freizugeben. In den USA wird diese Tomatensorte vorwiegend zur Herstellung von Tomatenmark verwendet, während man die FlavrSavr seit ihrer Zulassung 1994 unter anderem zu Ketchup verarbeitet. Was erwartet uns?

Es gibt erste Anzeichen, dass die Verbraucher schon keinen Appetit mehr auf Gentomaten haben. Wie es heißt, sollen amerikanische Verbraucher sich über den metallischen Geschmack der Gentomaten beklagen.

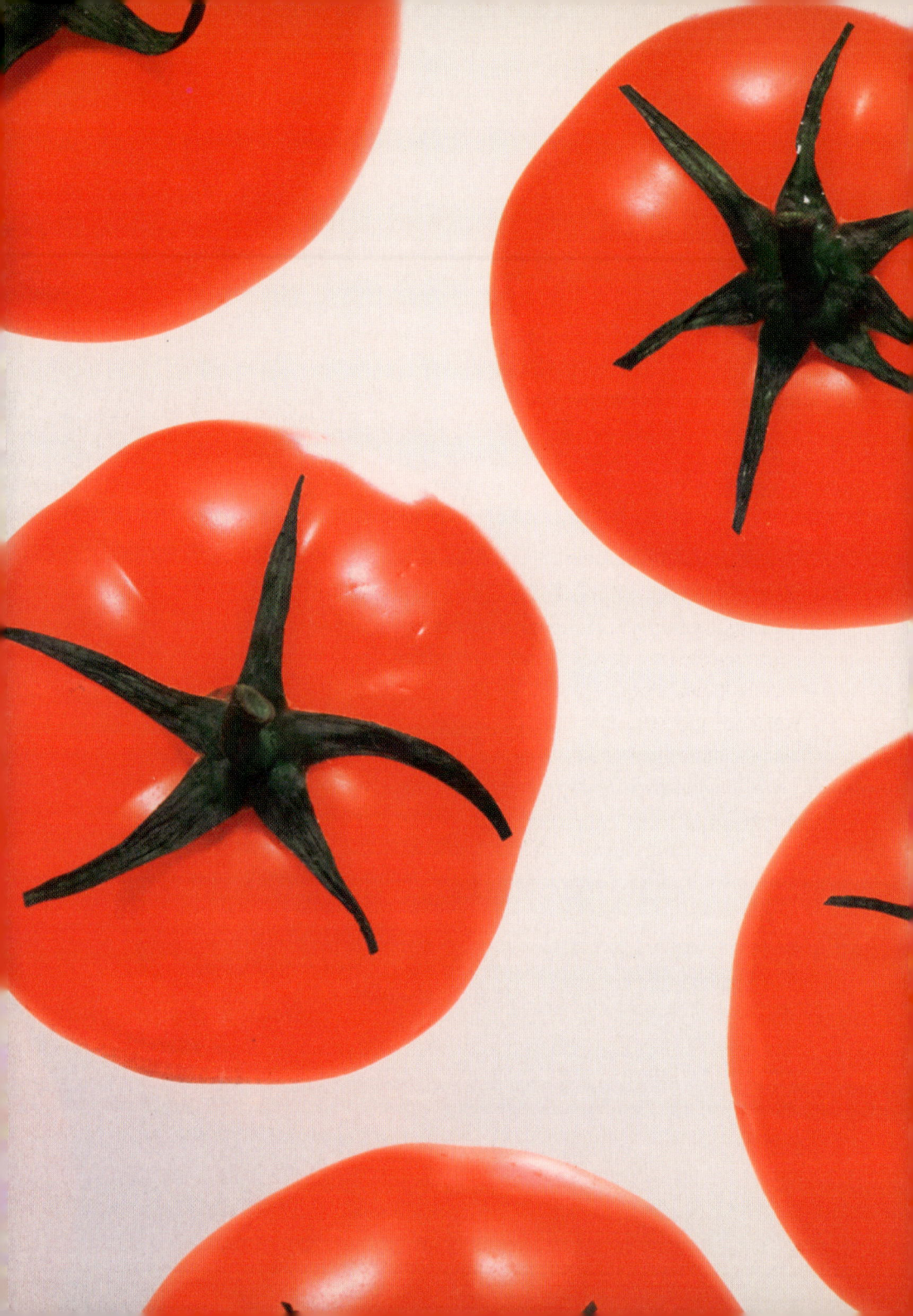

DIE TOMATE GENAU BETRACHTET

Die Sortenvielfalt der Tomaten ist erstaunlich. Die Angaben schwanken zwischen 400 und 3000 verschiedenen Tomatenarten, darunter 1000 wild wachsende, die weltweit vorkommen. So findet man die besonders aromatischen kleinen Kirschtomaten bis hin zu eckigen Exemplaren, wenn man einigen Berichten Glauben schenken darf.

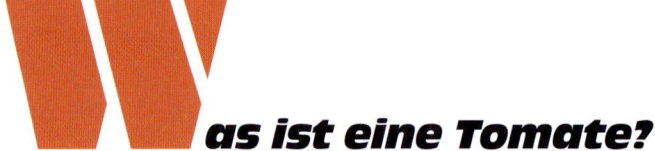

Was ist eine Tomate?

Die Tomate ist die rote Frucht der Tomatenpflanze, eine Staudenpflanze, die in wilder Form sowohl sehr groß wie sehr ausgedehnt vorkommen kann. Botanisch gesehen gehört die Tomate zu den Beeren und ist damit eine Frucht. Von ihrer Verwendung her ist sie jedoch eindeutig dem Gemüse zuzurechnen.

Die ursprüngliche, in Süd- und Mittelamerika beheimatete Tomate war klein und rund, ähnlich der heutigen Kirschtomate. Durch Kultivierung wurden aus ihr die unterschiedlichsten Tomatensorten.

Farbe und Geschmack

Tomaten kommen hauptsächlich in den Farben Hellgelb, Rosa, Orangerot, Scharlachrot oder Violett vor. Unreife Früchte gibt es geflammt und ungeflammt. Ungeflammte sind vor der Reife hellgrün, geflammte am Stielende dunkler grün als die übrige Frucht. Es ist nicht auszuschließen, dass noch andere Farben dazukommen, denn immer wieder werden in den Anden Südamerikas neue Wildformen der Tomate entdeckt.

Der Gehalt an den Farbstoffen Lykopin und Karotin in Fruchtschale und -fleisch bestimmt die unterschiedliche Ausprägung der Farbe bei der Tomate. Die Intensität der Farbe wird durch den Reifegrad, durch Licht und Wärme beeinflusst.

20

Generell lässt sich sagen, dass auch bei Tomaten der Geschmack von bestimmten Faktoren abhängig ist. Erntezeitpunkt, Säure-, Zucker- und Wassergehalt, Beschaffenheit von Schale und Fruchtfleisch sind die wesentlichen Merkmale für gute Qualität. Die meisten heute angebotenen Früchte haben eine relativ dicke Schale und festes Fruchtfleisch.

Größe und Gewicht

Das Gewicht von Tomaten schwankt von 25 g (Kirschtomaten) bis etwa 450 g und darüber (extra große Fleischtomaten, siehe Tabelle).

In den USA finden jährlich Wettbewerbe darum statt, wer die größten und schwersten Tomaten züchtet. Der Rekord, der 1997 erreicht wurde, liegt bei ca. 2,8 kg für eine Tomate. Für einen solchen Rekord gibt es hohe Erfolgsgelder und jede Menge Tipps, wie man ihn erreichen kann – unter anderem natürlich im Internet.

Gewicht und Ertrag unterschiedlicher Tomatensorten (Art • Gewicht • Menge gehackt):
Kirschtomate • ca. 25-30 g • etwa 1 Esslöffel
Flaschentomate • 60-75 g • etwa $1/_3$ Becher
Kleine Tomate • 75-150 g • etwa $2/_3$ Becher
Mittelgroße Tomate • 150-200 g • etwa $3/_4$ Becher
Große Tomate • 200-300 g • etwa $1 1/_4$ Becher

Die Tomatenpflanze

Die Tomatenpflanze ist ein Nachtschattengewächs und gehört damit zu den so genannten Solanaceae, wie Kartoffeln, Paprika, Auberginen, Baumtomaten, Tomatillos und die giftige Belladonna auch. Neben der Kartoffel ist sie die wichtigste Nutzpflanze weltweit. Ihr eigentlicher wissenschaftlicher Name lautet Lycopersicon lycopersicum, was so viel wie Wolfspfirsich heißt. Die Tomatensorten, die wir essen, gehören zur Art Lycopersicon esculentum oder L. pimpellifolium. Die kleine Cocktail- oder Kirschtomate heißt L. esculentum var. cerasiforme.

Wie schon erwähnt, zählt die Tomate botanisch zu den Früchten. Das lässt sich so erklären, dass sie ein spezifisches Merkmal aufweist, das Früchte auszeichnet. Die Frucht ist der Teil einer Pflanze, der die Samen enthält und essbar ist im Gegensatz zu Stielen, Blättern oder Wurzeln. Der würzige Geschmack von Tomaten macht es, dass wir sie dennoch wie Gemüse zubereiten und essen. Daher die handelsübliche Bezeichnung als Fruchtgemüse.

Tomatenpflanzen sind strauchartig oder kriechend, in tropischen Gebieten werden sie zweijährig angebaut. Die kultivierten Formen der Tomatenpflanze, die in gemäßigten Regionen angebaut werden, sind einjährig, frostempfindlich und werden bis zu 1,50 m hoch. Sie brauchen viel Sonne und Wärme. Stängel und Blätter sind mit mehr oder weniger feinen Drüsenhaaren besetzt, aus denen der arteigene Geruch entströmt. Die Blätter selbst haben abwechslungsreiche Formen und sind unterschiedlich tief eingekerbt. Die Pflanze bildet in den Blattachseln Verzweigungen aus, die schnell zu einem buschigen Strauch mit kleinen Früchten werden, kappt man sie nicht rechtzeitig, um große, wohlschmeckende Tomaten zu erhalten.

Die niedrig und verzweigt wachsenden Buschtomaten finden hierzulande nur für die industrielle Verarbeitung Verwendung, ansonsten haben sie reinen „Liebhaberwert". Die Pflanzen haben eine gute Standfestigkeit, sodass die Tomaten nicht zu sehr von unten beschmutzt werden, die Früchte reifen gleichzeitig, was für die maschinelle Einmalernte wichtig ist und Haltbarkeit sowie Fruchtqualität beeinflusst.

Bemerkenswert sind noch die Blüten einer Tomatenpflanze, die traubenartig an den Stängeln wachsen. Je Traube können es unterschiedlich viele Blüten sein, in der Regel sind es zwischen drei und zehn zartgelbe Blüten. Gegenüber den Buschtomaten entwickeln die herkömmlichen kultivierten Tomatenpflanzen ihre Blüten nacheinander, sodass man von Mai bis fast September Tomatenblüten bewundern und bis zum ersten Frost Tomaten ernten kann. Auch wenn die letzten geernteten Früchte noch grün sind, kann man sie verwenden.

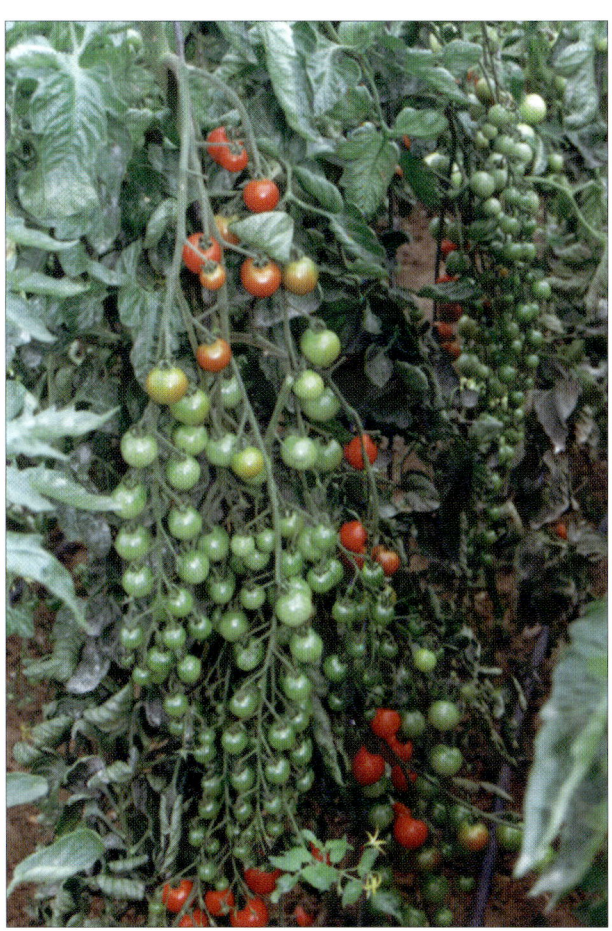

Das steckt in ihr: Nährwerte im Vergleich

Tomaten sind wahre Energiebündel, was ihre Inhaltsstoffe angeht. Eine durchschnittliche Tomate deckt zum Beispiel die Hälfte des Tagesbedarfs eines Erwachsenen an Vitamin C und einen Großteil an Vitamin A und Kalium. Da kann nicht jedes Gemüse mithalten. Beim Kochen von Tomaten erhöht sich der Eiweißanteil und die Menge an Kohlenhydraten und Ballaststoffen noch um einige Prozent.

Übrigens: Im Vergleich der Inhaltsstoffe schneidet die Gentomate FlavrSavr nicht schlecht ab. Da sie bis zur vollständigen Reife am Stock bleiben kann, entwickelt sie neben der roten Farbe auch noch genügend Geschmacks- und Inhaltsstoffe.

Bei der Auswertung der Tabelle rechts werden Sie feststellen, dass die Tomate mit ihren Nährwerten ganz gut im Rennen liegt innerhalb der verschiedenen Gemüsesorten. Was den Kaliumgehalt angeht, haben nur Avocado, Brokkoli, Kartoffel und Sellerie mehr zu bieten, und was Vitamin-A-, B_1- und Eisengehalt betrifft, liegt sie im oberen Drittel. Es ist also nicht übertrieben, die Tomate als Energiebombe zu bezeichnen. Geht man davon aus, dass pro Tag etwa zwei bis drei Tomaten gegessen werden, ist damit bezogen auf einige Nährstoffe der Tagesbedarf bereits gut gedeckt.

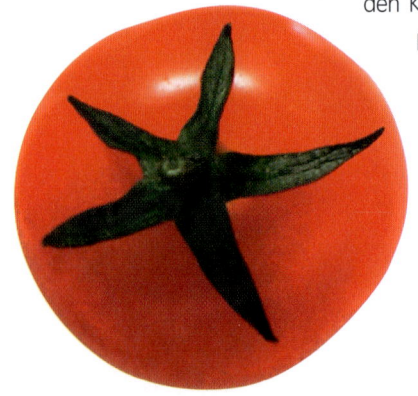

Die Tomate im Vergleich[1]

Gemüse	Vitamin A (Äquival.)	Vitamin B$_1$	Vitamin C	Magnesium	Kalium	Kalzium	Eisen
Aubergine	0,00	0,05	5	11	250	12	0,40
Avocado	0,02	0,10	14	30	500	10	0,60
Bohnen, grün	0,07	0,08	16	24	250	60	0,80
Brokkoli	0,32	0,10	110	24	450	100	1,30
Chicorée	0,17	0,05	10	13	190	20	0,70
Karotten	1,83	0,07	7	15	250	40	0,63
Kartoffel	0,00	0,08	14	25	440	10	0,70
Lauch	0,03	0,10	25	18	250	80	1,00
Paprika	0,03	0,06	139	12	210	10	0,70
Radieschen	0,00	0,04	28	10	240	40	1,50
Salatgurke	0,03	0,03	10	9	140	20	0,50
Sellerie	0,00	0.04	7	11	340	70	0,50
Spargel	0,01	0,11	21	20	210	22	1,00
Tomate	**0,12**	**0,20**	**22**	**15**	**300**	**13**	**0,60**
Weißkohl	0,01	0,05	45	20	230	45	0,50
Zucchini	0,05	0,07	16	20	200	23	0,80
Zwiebel	0,01	0,04	10	10	170	31	0,50

1) Nährstoffangaben in mg pro 100 g

Nährwerte in Tomaten[2]

Wasser	93,8 %	Vitamin E	0,93 mg
Ballaststoffe	1,2 g	Nikotinsäure	0,43-0,76 mg
Kohlenhydrate	4,6 g	Natrium	6 mg
Fett	0,3 g	Phosphor	29-38 mg
Eiweiß	0,53-1,05 g	Folsäure	17-20 µg
Vitamin B$_2$	0,24-0,36 mg	Cholesterin	0 mg
Vitamin B$_6$	0,10-0,14 mg	Kalorien	19 kcal/79,8 kJ

2) Nährstoffe und Wasseranteil pro 100 g essbarer Anteil herkömmlicher Tomaten, roh

Vorgestellt:
1000 und eine Sorte

Keine Angst, hier werden Sie nicht mit der Vorstellung von 1000 verschiedenen Tomatensorten und ebenso vielen Namen konfrontiert, obwohl es möglich wäre, denn es gibt weltweit sogar 3000 unterschiedliche Arten der Früchte. Und es gibt sie inzwischen in den Farben Rot, Rosa, Orange oder Gelb, auch violette Tomaten kennt der Weltmarkt. Einige Arten sind auch im reifen Zustand noch grün und durchaus essbar, da sich bei ihnen der giftige Solaningehalt während der Reifedauer weitgehend reduziert hat.

Formvollendet, doch in den unterschiedlichsten Ausprägungen erscheinen Tomaten auf den Tischen und in den Konserven. Von klein, rund, über oval, länglich, flaschenförmig, groß und gerippt bis hin zu eckigen Ausführungen ist alles vertreten, wobei bei der Züchtung der Form – besonders der eckigen – nur der Nutzen für Handel und Verbraucher im Vordergrund steht.

Auch im Heimatland der Tomate, den Anden Südamerikas, sucht man immer weiter nach unbekannten Tomatensorten. Besonderes Augenmerk bei der Erforschung neuer Sorten gilt der Resistenz gegen Kälte, Insekten und Krankheitserreger.

Wir beschränken uns bei der Vorstellung der verschiedenen Tomatensorten auf die gängigen, in unseren Breiten bekannten.

Rundtomaten

Diese Arten werden auch Kugeltomaten oder „normale" genannt. Sie sind weltweit mit Abstand die beliebtesten Sorten, sowohl was Anbau wie Verbraucherverhalten angeht. Die Früchte haben eine besonders glatte, aber auch feste Schale, zwischen zwei und drei Fruchtkammern und sehr viele Samen bzw. Kerne, die sich samt der geleeartigen Masse, in der sie sich befinden, jedoch leicht herauslösen lassen. Die Anzahl der Fruchtkammern bestimmt Größe und Gewicht der Rundtomaten. Man unterscheidet drei Größen- und Gewichtsklassen: A mit 70 bis 80 mm und etwa 100 bis 120 g, B mit 50 bis 70 mm und 80 bis 100 g und C mit 35 bis 50 mm und 50 bis 80 g.

Rundtomaten haben einen herben, angenehm säuerlichen Geschmack, ihre Farbe reicht von Gelb über Orange bis Rot. Sie sind vornehmlich geeignet zum Rohessen, für Salate, Suppen und Gemüsegerichte.

Beliebte Sorten: Hildares, Meran, Matina.

Fleischtomaten

Sie sind die größten Vertreter ihrer Art mit einem durchschnittlichen Gewicht zwischen 100 und 250 g, das zuweilen auch überschritten wird. Die Form ist rundlich flach, am Stielansatz sind sie leicht bis stark, jedoch unregelmäßig gerippt. Daher werden sie auch „gerippte Tomaten" genannt. Die weniger gerippten Fleischtomaten sind stärker gefragt. Denn sie haben dickere Fleischwände, enthalten sehr viel Fruchtfleisch, dafür wenig Kerne in den vier bis acht Fruchtkammern. Die Früchte sind sehr saftig und bleiben auch im ausgereiften Zustand sehr lange schnittfest. Der Geschmack ist dank des geringen Fruchtsäureanteils süß bis leicht säuerlich, aber wohlschmeckender als der der runden Tomaten, die Farbe Orange oder Rot. Fleischtomaten schmecken roh sehr gut, eignen sich aber auch zum Füllen, für Suppen, Soßen und Gemüsegerichte.

Um im heimischen Garten besonders große Fleischtomaten zu erhalten, empfiehlt es sich, die Fruchtentwicklung pro Pflanze so zu begrenzen, dass sich pro Blütentraube nur zwei bis drei Früchte entwickeln. Das Ergebnis sind Zwischentypen mit drei bis fünf Fruchtkammern und einem Gewicht von 80 bis 100 g, eine gelungene Mischung aus Fleisch- und Rundtomate. Beliebte Sorten: Master, Pyros, Amfora.

Eiertomaten

Die Form bestimmt hier den Namen. Diese länglich ovalen Früchte haben eine typische Eiform, werden aber auch Birnen- bzw. Pflaumentomaten genannt. Sie werden etwa 5 bis 10 cm lang und erreichen einen durchschnittlichen Umfang von 5 cm. Tatsächlich handelt es sich bei den länglichen Tomatensorten um sehr alte Arten, die wohl aus Mexiko oder Zentralamerika stammen. Sie sind ebenfalls sehr fleischig und haben einen süßen, sehr aromatisch fruchtigen Geschmack. Die zwei bis drei länglichen Fruchtkammern enthalten nur wenige Kerne. Die Schale ist weich und lässt sich leicht entfernen. Daher sind diese Tomaten auch zum Rohessen wie für Salate und selbst gemachte Suppen wie Soßen gut geeignet. Man kann sie auch einmachen.

Eiertomaten kommen bevorzugt aus südlichen Ländern mit trockenem, sonnigem Klima. Dort wachsen sie an niedrigen Büschen. Hauptanbauländer von Eiertomaten sind Frankreich und Italien. Dort werden sie allerdings gleich nach der Ernte zu Konserven bzw. Fertigsoßen verarbeitet.

Die bekanntesten länglich ovalen Sorten sind die San-Marzano- und die Roma-Tomaten. Das Dorf San Marzano liegt am Fuße des Vesuv und produziert sehr aromatische Früchte. Die „Roma-Tomate" kam 1789 zum ersten Mal in Italiens Hauptstadt, was ihr ihren Namen einbrachte.

Kirschtomaten

Diese kleinen Früchte heißen auch Cherry- (von englisch Kirsche) oder Cocktailtomaten. Sicherlich kann man sich die Wildform der Tomate aus den peruanischen Anden in Größe und Form ähnlich wie diese kleinen aromatischen Früchte vorstellen. Sie sind kirschgroß, etwa 1,5 bis 2,5 cm, und kommen in den Farben Purpurrot, Gelb und Orange vor. Geschmacklich ähneln sie am ehesten einer süßen Frucht, weshalb sie ausgezeichnet zum Rohessen, Einlegen und zum Garnieren von Drinks und kalten Platten geeignet sind.

Hauptanbauländer sind mittlerweile Spanien, Italien, Kenia, Senegal, Südafrika und Israel. Unter Glas werden sie in den Niederlanden angebaut, wo man auch vor einigen Jahren mit der Neuzüchtung der orangefarbenen Kirschtomate auf den Markt kam – das Ergebnis der Kreuzung verschiedener roter Sorten. Orange Cherys sind ebenfalls sehr wohlschmeckend und lange haltbar. Kirschtomaten werden lose oder als Strauchfrucht angeboten, in diesem Fall sind sie an der Fruchttraube gezogen. Beliebte Sorten: Sweet 100, Mirabell, Phyra.

Strauchtomaten

Bei Strauchtomaten handelt es sich in erster Linie um Fleischtomaten, die sehr aromatisch und schnittfest sind. Vor allem die Sorten Grappoloni und Ramati gehören zu den Strauchtomaten, die wohlgemerkt keine neue Art darstellen, im Gegenteil. Lediglich die Nachfrage nach Strauchtoma-

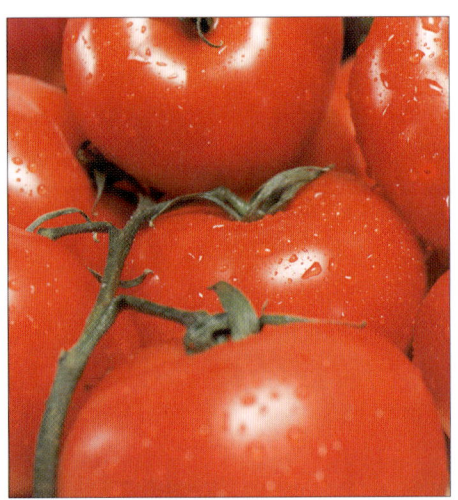

ten hat in den letzten Jahren stark zugenommen. Vielleicht weil diese Tomaten, die reif und knackig noch an den Stängeln des Tomatenstrauches hängen, wenn sie in den Supermarkt kommen, einen Hauch mehr von Naturbelassenheit, reifer Ernte und gesunden Anbaumethoden vermitteln.

Sardegna

Sardegna ist eine wilde Tomatenart aus Sardinien, die aber immer mehr Anhänger in deutschen Küchen findet. Ihr Geschmack ist äußerst aromatisch, sie hat schnittfestes Fruchtfleisch und ist klein bis mittelgroß. Sardegna-Tomaten können auch grün gegessen werden, denn bei ihnen baut sich das giftige Alkaloid, das herkömmliche grüne Tomaten noch in hohen Dosen enthalten, während der Fruchtentwicklung weitgehend ab.

Long-life

„Lange lebende" Tomatensorten sind seit 1991 auf dem Markt. Sie haben den Vorteil, dass sie an der Pflanze ausreifen und dennoch fast sieben Wochen gelagert werden können. Dieser Umstand verdankt sich einer besonders festen Schale und erfolgreichen Züchtungen. Gerade in den Wintermonaten werden bei uns in Deutschland vorwiegend Long-life-Sorten angeboten. Zu ihnen gehören zum Beispiel die Sorten „Prince" und „Princess".

Verwandte Arten

Tamarillo Die Tamarillo schlägt etwas aus der Art der Nachtschattengewächse, denn sie wächst nicht an Sträuchern, sondern auf Bäumen, dennoch ist sie unzweifelhaft eine Verwandte von Tomate, Paprika, Kartoffel und Aubergine. Die Baumtomate wird heute hauptsächlich in Neuseeland, Kolumbien, Ecuador, Peru, der Karibik, Indien, Australien und Südostasien angebaut.

Der Tomatenbaum ist strauchartig und erreicht eine Höhe von 2 bis 3 m. Es gibt verschiedene Tamarilloarten. Die bekanntesten sind die orangefarbene mit gelbem und die dunkelrote mit orangefarbenem Fruchtfleisch. Sie sind ähnlich den Eiertomaten oval, etwa 5 bis 10 cm lang und haben ein eher herzhaftes, würziges, süßsaures Aroma, ein festes Fruchtfleisch und violett bis schwarz gefärbte Kerne. Die Schale der Frucht ist sehr hart, schmeckt bitter und sollte nicht gegessen werden. Tamarillos enthalten sehr viel Vitamin A und C. Wenn man sich einmal an den ungewöhnlichen Geschmack gewöhnt hat, können Tamarillos in reifem Zustand roh für Salate oder gekocht in Soßen und Desserts verwendet werden. Tamarillo-Konfitüre ist etwas für den besonderen Geschmack.

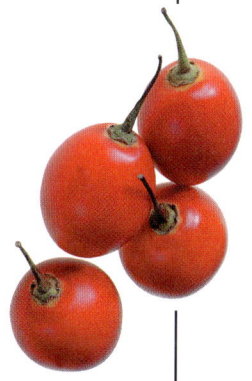

Tomatillo Ebenfalls eine Verwandte der Urtomate, also ein Nachtschattengewächs, das in Mexiko bereits von den Azteken angebaut wurde. Die Tomatillo ist eigentlich eine Beere, die Mutterpflanze wird bis zu 1,20 m hoch, die Frucht selbst erreicht eine Größe von etwa 3 cm Durchmesser. Die pergamentartige bräunlich violette, geäderte Außenhaut ist eigentlich der Blütenkelch, der die Frucht umschließt. Hierin ähnelt sie der Kap-Stachelbeere (Physalis), die allerdings einen hellen Blütenkelch hat. Tomatillos sind fester und glänzender als Tomaten und haben einen relativ sauren Geschmack. Allerdings sind sie reich an Kalium und Vitamin C. Sie werden grün geerntet, färben sich gelblich oder violett, wenn sie reif sind. Kultivierte Tomatilloarten werden vor allem im Gebiet des Rio Grande und in Texas angebaut, sind jedoch in Amerika und Europa weitgehend unbekannt. Essen kann man diese ungewöhnlichen Früchte roh im Salat bzw. klein geschnitten im Gazpacho oder gekocht als Soßenzutat.

Gentomaten

FlavrSavr Sie wurde im Kapitel über gentechnisch veränderte Tomaten schon erwähnt und erscheint hier nur der Vollständigkeit halber. Die FlavrSavr-Tomate, die 1994 auf den Markt kam, ist die erste Tomate, die dank eines manipulierten Gens nicht mehr matschig wird. Sie kann an der Pflanze ausreifen und auch noch einen längeren Transportweg überstehen, ohne ihre schöne Farbe und das knackige Aussehen zu verlieren. Wie es im Inneren aussieht und wie sie schmeckt, ist ein anderer Faktor, der sich gerade zu einem Problem ausweitet. Denn es sieht im Moment jedenfalls nicht gut aus mit dem Verbleib der Gentomate auf dem Markt.

Die eckige Tomate

Die Wissenschaft steht nicht still, im Dienste der Menschheit zu forschen. So auch bei der Tomate. Jetzt haben Agrarwissenschaftler ein „Eck-Gen" entdeckt, das unter anderem in der Karambole vorkommt. Dieses Gen wurde nun isoliert und zum ersten Mal in eine Tomate verpflanzt. Und wir können hoffen, bald eckige Tomaten zu kaufen. Der Vorteil ist, dass diese Früchte sich besser verpacken lassen, außerdem lassen sich eckige oder quadratische Tomaten besser stapeln. Versuche, die Größe der Ecktomaten zu beeinflussen, sind im Gange, sodass man sicher bald auf kleinere Verpackungseinheiten zurückgreifen kann.

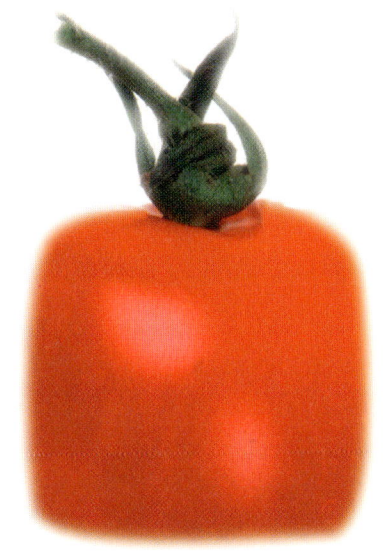

Hybriden

Noch ein Wort zu Hybridsorten bei Tomaten. Diese Züchtungen aus verschiedenen Sorten haben zu verbesserten Eigenschaften bei den Früchten geführt in Hinblick auf den Anbau, die Erträge und die Resistenz gegen Krankheiten. Jedoch sind sie teurer als samenechte Sorten. Darüber hinaus können sie nicht aus eigenen Samen gezogen werden, da sie dann nicht die oben erwähnten Eigenschaften entwickeln. Jährlich muss also neues Saatgut gekauft werden, was Kosten verursacht. Einige Hybridsorten: Better Boy VFN • Big Beef • Gnom Harzfeuer • Italien Gold • Patio • Small Fry • Tumbler • Viva Italia VFFT.

Sortennamen
Aus der Vielzahl der Namen für die verschiedenen Tomatensorten haben wir die ausgefallensten ausgesucht. Hier die Auswahl:
Abraham Lincoln • Apollo • Beefsteak • Cavalier • Glasnost • Goliath • Grünes Zebra • Gundula • Hawaiian Pineapple • Hillbilly • Jackpot • Jefferson Grant • Kleopatra • Korean Love • Lambada • Lollipop • Madagaskar • Marion F • Moneymaker • Napoli • Ochsenherz • Outdoor Girl • Pink Ponderosa • Rio Grande • Rotkäppchen • San Francisco Fog • Sausage • Schneewittchen • Tommy Toe • Ufo • Zahnrad

Die ganze Vielfalt: Tomatenprodukte

Tomaten sind sehr vielseitige Früchte, die sich in den unterschiedlichsten Weisen zubereiten lassen. Ob in fester, flüssiger, pürierter oder passierter Form, ob roh oder gekocht, eingemacht oder als Konfitüre, in fast allen Küchen der Welt finden Tomaten und Tomatenprodukte Verwendung.

Es wurde bereits erwähnt, das die amerikanische Firma Campbell 1869 begann, Tomatensuppe in Dosen zu verpacken und zu verkaufen, was sie weltberühmt und noch heute erfolgreich machte. Ein anderer Name, der aufgeführt werden muss als erfolgreicher Vermarkter von Tomatenprodukten, ist die Firma Heinz mit Tomatenketchup.

Einige Tomatenprodukte brauchen Sie nicht fertig zu kaufen, Sie können sie ohne Geschmacksverstärker und andere „unbekannte" Zusatzstoffe selbst herstellen.

Es gibt noch einige Tomatenprodukte mehr, die das tägliche Kochen nicht nur erleichtern, sondern geschmacklich verbessern. Angefangen bei den Tomaten in Dosen, die als schnelle Soßenzutat willkommen sind, wenn keine Frischprodukte zur Hand sind. Genauso steht es mit pürierten Tomaten in Dose oder Karton, aus denen sich eine leckere Spaghettisoße zaubern lässt. Tomatenketchup kennen wir als Zutat zu frittierten Kartoffelsticks oder der beliebten Bratwurst mit Curry. Konzentriertes Tomatenmark als Soßenzutat für Gulasch oder Chili con carne. Die Tüten-Tomatensuppe sei nur am Rande erwähnt, da man zu ihr wohl nur im äußersten Notfall greift. Eine Spezialität ist Tomatenkonfitüre, die auch aus grünen Tomaten hergestellt werden kann. Nicht zu vergessen getrocknete Tomaten, die sehr lange haltbar sind und auf Brot oder zu Fleischgerichten sowie als Zutat von Anisplätzchen schmecken. Außerdem findet man Tomaten in verschiedenen Chutneys, in Tomatenbutter und sogar in Tomateneis.

Tomatenketchup im Test

Für die Zusammensetzung von Ketchup gibt es keine verbindliche Vorschrift, es existiert lediglich eine Art Selbstverpflichtung der deutschen Feinkostindustrie. Danach sollte Ketchup mindestens 7 % Tomatentrockenmasse enthalten (etwa 25 % doppelt konzentriertes Tomatenmark). Bei einer Untersuchung der Stiftung Warentest („test"-Heft 1/97) wurden ca. 30 Ketchup-Produkte auf Geschmack, chemische Zusammensetzung und mikrobiologischen Zustand hin untersucht. Die Untersuchung ergab im Wesentlichen, dass im käuflichen Ketchup viel Zucker enthalten ist, nämlich bis zu 29 % (so viel wie in Speiseeis). Außerdem fanden sich teilweise bedenkliche Zusatzstoffe wie zum Beispiel E 621, der Geschmacksverstärker Mononatriumglutamat. Er kann bei häufigem Verzehr zu Taubheitsgefühl und Kopfschmerzen führen, vor allem bei empfindlichen Menschen. Schadstoffe wie Kadmium und Pflanzenschutzmittel waren in den untersuchten Ketchupproben ebenfalls enthalten, allerdings in Mengen unter den zugelassenen Höchstwerten. Die Untersuchung auf Keime und Pilzspuren fiel „gut" und „sehr gut" aus, die chemischen Analysewerte waren wieder unangenehmer. Sie brachten zutage, dass die verwendeten Tomaten oft nicht mehr frisch waren.

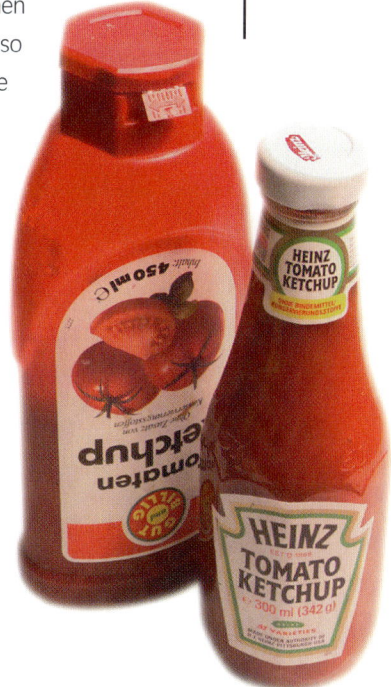

Tomatenrezepte

Tomatenketchup

Die Tomaten kurz in kochendes Wasser tauchen, herausnehmen, abschrecken, häuten und die Stielansätze entfernen. Anschließend die Kerne herauslösen und das Fruchtfleisch in kleine Würfel schneiden. • Tomatenwürfel mit den übrigen Zutaten in einen Topf geben und 4–5 Esslöffel Wasser hinzufügen. Alles zum Kochen bringen und bei geringer Hitze ca. 1 Stunde köcheln lassen. • Den Tomatenbrei durch ein Sieb streichen und nochmals aufkochen lassen. Weitere 10 Minuten eindicken lassen. Dann in gespülte Glasbehälter mit Schraubverschluss füllen, gut verschließen und im Kühlschrank aufbewahren.

Für ein würziges, aromatisches Ketchup können Sie noch weitere Gewürze zufügen wie Zwiebelwürfel, schwarze und rote Pfefferkörner, Zimt, Nelken, Kardamom, Muskatnuss, Schnittlauch und Petersilie. Probieren Sie die richtigen Mengenverhältnisse aus.

Zutaten für ca. 0,5 l

1 kg reife Pflaumen- oder Eiertomaten

2 EL Apfelessig

3 EL brauner Zucker

Salz

weißer Pfeffer

Tomatenmark

Die Tomaten enthäuten (siehe Ketchup), entkernen und die Stielansätze entfernen. Fruchtfleisch grob zerkleinern und mit 100 ml Wasser sowie Salz in einem Topf zum Kochen bringen. Dann ca. 15 Minuten kochen lassen. • Tomatenbrei durch ein Sieb streichen und bei mittlerer Hitze für 1 Stunde weiter kochen lassen, bis er eingedickt ist. Ab und zu umrühren, damit nichts ansetzt. • Tomatenmark sofort in gut gespülte Glasbehälter mit Schraubverschluss füllen und im Kühlschrank aufbewahren.

Zutaten für ca. $\frac{1}{4}$ l

1 kg vollreife Eiertomaten
2 TL Salz

Tomatensaft

Zutaten für 0,5 l Saft

1 kg reife Tomaten
1 Knoblauchzehe
1 TL Kräutersalz
2 TL Honig
1 Msp. gemahlener Koriander
1 Bd. Schnittlauch oder
frisches Basilikum

Die Tomaten häuten, Stielansätze entfernen, das Fruchtfleisch grob zerkleinern und durch ein Sieb streichen. Die Kerne müssen zurückbleiben. • Den Knoblauch schälen, hacken und mit dem Kräutersalz zerreiben, den Honig darunter rühren und alles mit dem Tomatensaft verrühren. Saft mit Koriander abschmecken und in gespülte Flaschen füllen. • Den Saft mit frischem Schnittlauch oder Basilikum servieren.

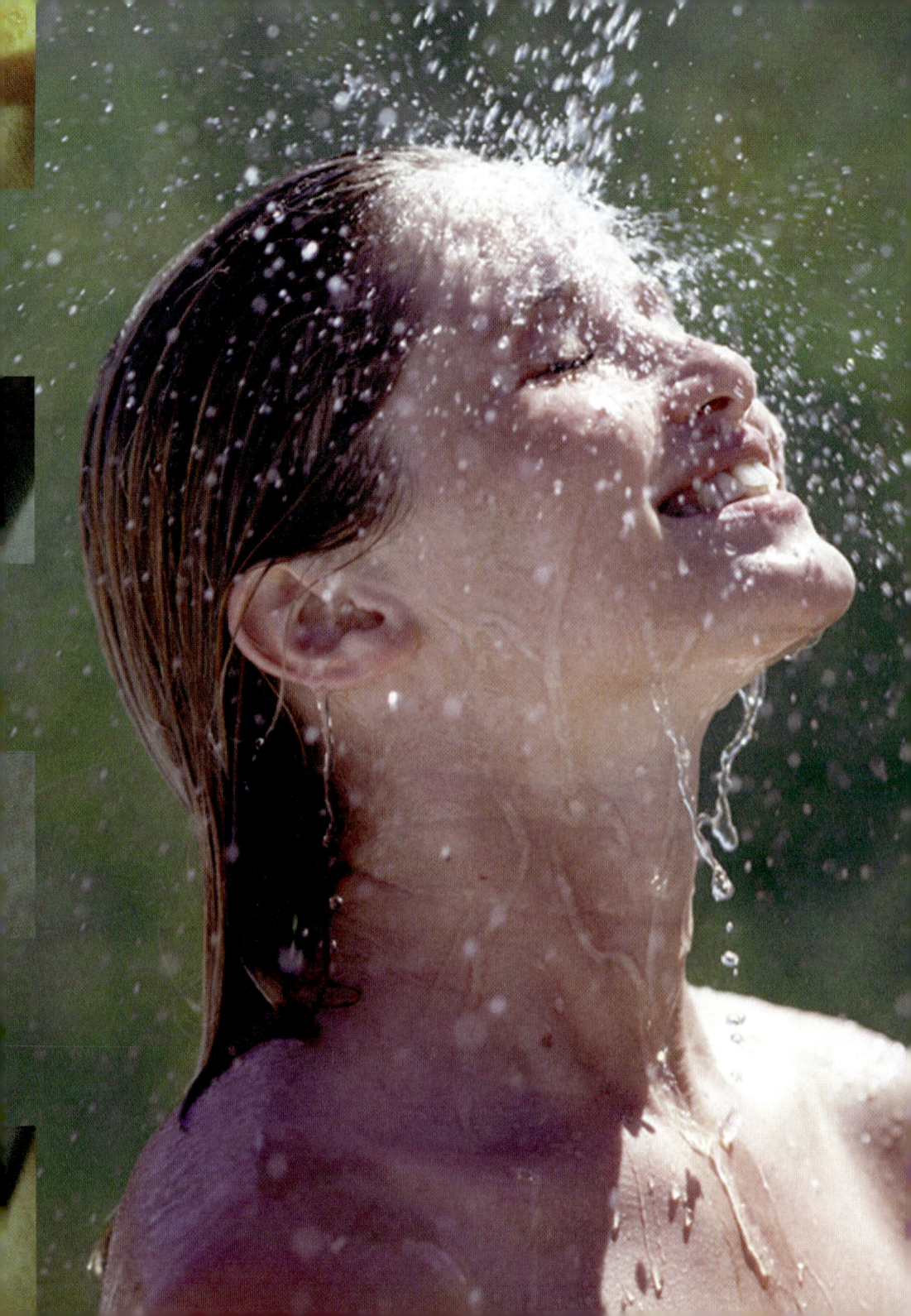

GESUND UND SCHÖN MIT TOMATEN

Das Tomatenessen lohnt sich doppelt. Zum einen schmecken sie nach wie vor köstlich. Zum anderen fördern sie die Gesundheit. Denn Tomaten schützen vor Herzerkrankungen, Infektionen und bestimmten Krebsarten. Dies haben medizinische Studien nun bewiesen. Die Inhaltsstoffe der Tomate und vor allem ihr roter Farbstoff Lykopin bilden eine unschlagbare Einheit im Kampf gegen Krankheiten.

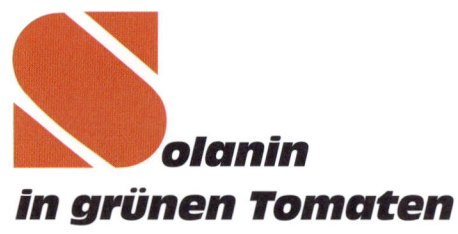olanin
in grünen Tomaten

An verschiedenen Stellen dieses Buches wurde schon erwähnt, dass grüne bzw. unreife Tomaten eigentlich nicht essbar sind, weil sie ein Gift enthalten: das Glykoalkaloid Solanin. Es ist außer in Tomaten auch in Kartoffeln, ebenfalls ein Nachtschattengewächs, enthalten. Übrigens weist der lateinische Name der Nachtschattengewächse auf ihren giftigen Inhaltsstoff hin: sie heißen Solanaceae.

Für den Menschen stellen 400 mg Solanin eine tödliche Dosis dar, ab 25 mg zeigen sich bereits deutliche Vergiftungserscheinungen wie Kopfschmerzen, Übelkeit, Magen-Darm-

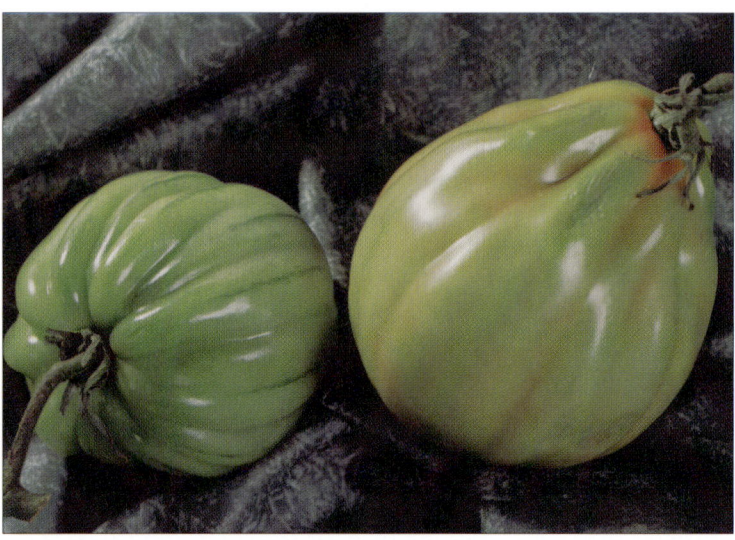

Beschwerden, Erbrechen und Nierenfunktionsstörungen. Darüber hinaus können Kreislaufbeschwerden auftreten, das Nervensystem und auch die roten Blutkörperchen geschädigt werden.

Was tun mit grünen Tomaten?

Trotz des giftigen Inhaltsstoffes braucht man grüne Tomaten im Herbst nicht wegzuwerfen. Sie können an einem warmen Ort nachreifen, darunter leidet allerdings das Aroma der Früchte. Eine andere Verfahrensweise ist die Verarbeitung zu Konfitüre, milchsauer vergoren oder süßsauer eingelegt.

Durch Erhitzen den Solaningehalt senken

Der Solaningehalt in Tomaten (und Kartoffeln) kann durch Erhitzen oder Kochen gesenkt werden, doch wird er dadurch nicht vollständig gemindert. Das Schälen der Gemüse senkt den Gehalt jedoch um etwa 10 %.

Bestimmte Zubereitungsarten von grünen Tomaten wie etwa die Verarbeitung zu Konfitüre sind dazu geeignet, die an sich giftigen Früchte genießbar zu machen. Konfitüre aus grünen Tomaten kann – in Maßen – gegessen werden. Denn bei der Konfitürenbereitung und unter Zugabe von Zucker sinkt der Solaningehalt um 30 bis 35 %. Milchsauer eingelegte grüne Tomaten weisen noch etwa 65 bis 70 % des ursprünglichen Solaningehaltes auf.

Dagegen sollte man gebratene und süßsauer eingelegte grüne Tomaten besser meiden oder nur in ganz geringen Mengen zu sich nehmen, denn bei dieser Methode der Bearbeitung bleiben immerhin noch 90 % des ursprünglichen Solaningehaltes erhalten.

Tomatenrezepte

Grüne Tomaten
milchsauer eingelegt

Die Tomaten gut waschen, abtrocknen und die Stielansätze entfernen. Die Früchte in die vorbereiteten Weckgläser füllen.

Zutaten für zwei

0,5-Liter-Einmachgläser

300 g grüne Tomaten

$^3/_8$ l Salzwasser (15 g Meersalz
auf 1 l Wasser)

2 Estragonzweige

1 l Buttermilch

2 frische Weinblätter

Salzwasser kochen, abkühlen lassen. Inzwischen die Molke herstellen. Dazu die Buttermilch erwärmen (handwarm) und durch ein Tuch filtern.

Salzwasser über die Tomaten gießen, je Glas 2 Esslöffel Molke und einen Estragonzweig dazugeben und mit einem Weinblatt abdecken. Die Gläser gut verschließen und zum Gären an einen warmen Ort (mindestens 25 °C stellen. Nach etwa 10 Tagen kühl lagern.

Tomatenkonfitüre

Tomaten gut waschen, Stielansätze entfernen. Tomaten klein schneiden, pürieren, die übrigen Zutaten darunter mischen (Gewürze und Zitrusschalen nach Geschmack) und ca. 5 Minuten sprudelnd kochen lassen.

Die fertige Konfitüre in die vorbereiteten Gläser füllen und sofort mit Schraubdeckeln verschließen.

Zutaten für 4–5 Gläser

500 g grüne Tomaten

500 g Gelierzucker

Zitronensaft

Zimt

Nelken

Schale von je 1 unbehandelten Zitrone und Orange

Grüne Tomaten, süßsauer

Die Tomaten waschen, gut abtrocknen und die Stielansätze entfernen. Die Haut mit einer Nadel einstechen.

Zutaten für zwei 1-l-Gläser

1 kg kleine feste grüne Tomaten

$2^{1}/_{2}$ l Wasser

$2^{1}/_{2}$ EL Salz

$^{1}/_{2}$ l Weinessig

400 g Zucker

1 EL weiße Pfefferkörner

$1^{1}/_{2}$ Zimtstange

1 TL Nelken

$1^{1}/_{2}$ EL Ingwersirup

Die Tomaten in die vorbereiteten Gläser schichten. Wasser mit Salz aufkochen, übrige Zutaten dazugeben, nochmals aufkochen lassen und über die Tomaten gießen, sodass sie vollständig bedeckt sind. Die Gläser sofort gut verschließen und an einem kühlen, dunklen Ort aufbewahren. Haltbarkeit etwa 3 Monate.

Das tut gut:
Inhaltsstoffe und ihre Wirkung

Die Tomate enthält viele Vitamine und Mineralstoffe, die für den menschlichen Organismus wichtig sind, denn sie tragen zur Gesunderhaltung bei. Dagegen enthält sie wenig Kalorien, Fett und Kohlenhydrate, das heißt, sie ist auch ein Schlankmacher und kann bei der Durchführung einer Diät täglich auf dem Speiseplan stehen.

• Ihr Anteil an **Cholesterin** ist gleich null, das heißt, Tomatengerichte können auch bei hohen Blutfettwerten unbedenklich gegessen werden.

• **Eisen, Kupfer** und **Folsäure** sorgen für Blutbildung, regeln Durchblutungsstörungen und fördern die Zellbildung.

• Die enthaltenen **Antioxidanzien** Lykopin, Flavonoide und Phenolsäure wirken zellschützend und Krebs vorbeugend.

• **Kalium** in der Tomate unterstützt den Nährstofftransport in die Zellen und wirkt entwässernd.

• Der **Zinkanteil** ist wichtig für das Bindegewebe und fördert die Hormonbildung.

• Wertvolle **Ballaststoffe** sorgen für eine gute Verdauung.

• **Biotin** oder **Vitamin H** enthält die Tomate ebenso, es ist wichtig für Haut, Haare und Nägel und regelt den Blutzuckerspiegel.

• **Vitamine der B-Gruppe** verhelfen sie zu gutem Schlaf und guter Laune.

• **Vitamin E** schützt Herz und Abwehrkräfte.

• Der **Vitamin-C-Gehalt** einer durchschnittlichen Tomate deckt etwa ein Drittel des Tagesbedarfs eines Erwachsenen. Vitamin C stärkt das Immunsystem.

Rot ist gesund: Lykopene und Karotene schützen die Zellen

Schaut man sich die kleinen roten Früchte so an, glaubt man es kaum. Aber die saftigen Liebesäpfel haben mehr mit uns Menschen gemeinsam, als wir denken. Sie bestehen wie wir zum Großteil aus Wasser, nämlich zu 94 %, und ihre wichtigsten Inhaltsstoffe, die Lykopene, machen etwa 70 % Anteil aus, ähnlich wie beim Menschen. Bei der Tomate sind die Lykopene oder Karotene für die schöne rote Farbe verantwortlich und schützen die Schutzmembranen der Zellen sowie die Organellen – die Energieträger – in den Zellen und die Lysosome, die für den Aufbau der Zellstruktur verantwortlich sind. Genau diese Schutzfunktion üben Lykopene auch in den menschlichen Zellen aus. Ohne sie würde die Augenfunktion nachlassen und unsere Schleimhäute würden im Kampf gegen krank machende Eindringlinge kläglich versagen.

Lykopene wie Karotene sind hitzebeständig und fettlöslich. Tomaten können daher unbedenklich gekocht bzw. erhitzt werden, denn im Saft und in der Soße sind die Lykopene noch immer verfügbar. Ernährungswissenschaftler raten sogar dazu, Tomaten zu kochen, da dabei erst die Lykopene freigesetzt werden. Auch sollen Tomatenketchup und -püree oder -mark den Körper besser mit Lykopenen versorgen als rohe oder gekochte Tomaten.

Wegen der Fettlöslichkeit sollte man Tomatensoße mit pflanzlichem Fett zubereiten und den Salat ebenfalls mit Pflanzenöl (Olivenöl) servieren. Das Fett sorgt für eine bessere Aufnahme der Nährstoffe im Darm und sorgt für eine gute Verdauung.

Antioxidanzien, die Radikalenfänger

Antioxidanzien sind die Radikalenfänger im Organismus. Sie sorgen dafür, dass die so genannten freien Radikale nicht die Zellen angreifen und sie so anfällig machen für Viren, Bakterien und Selbstzerstörung. Dieser Vorgang wird Oxidation genannt, weil die Radikale bestimmte Formen des Sauerstoffs sind, die Zellen angreifen und besonders im Zusammenhang mit UV-Licht, Zigarettenrauch und Umweltgiften aggressive Sauerstoffreaktionen auslösen, die krank machen. Man nimmt sie tatsächlich mit jedem Atemzug auf, ob man will oder nicht. Die angegriffenen Zellen können zu Krebszellen mutieren, in den schlechtesten Fällen wird durch die Radikale das Erbgut geschädigt. Antioxidativ wirkende Nährstoffe verhindern, dass die Zellen von freien Radikalen angegriffen werden, indem sie sie binden und „handlungsunfähig" machen.

Der Körper kann eigene antioxidative Stoffe bilden, doch braucht er auch Zufuhr durch die Nahrung. In Form von Flavonoiden und Vitamin C (wasserlöslich), Carotinoiden und Vitamin E (fettlöslich) bekommt er sie, zum Beispiel beim Verzehr von Tomaten.

Flavonoide

Flavonoide sind Phenolverbindungen und dienen den Pflanzen zu zweierlei: zum Anlocken und zum Abwehren. Anlocken bewirken Farbstoffe in Blüten und Schalen, Gerb-, Bitterstoffe und scharfe Stoffe in den Gemüsen wehren Schädlinge wie Pilze, Raupen und Schnecken ab. Die Flavonoide gehören wie die Carotinoide in den Tomaten zu den Stoffen, die das

Immunsystem stärken und unterstützen. Sie sitzen ebenfalls in der Schale. Deshalb sollte man, wenn immer möglich, die Schale von Tomaten mitessen, sie vorher gut waschen, aber nie im Wasser liegen lassen.

Carotinoide

Hierbei handelt es sich um die Farbstoffe in verschiedenen Gemüsen und Früchten wie zum Beispiel Möhren, Auberginen, Kürbis, Tomaten, Paprika, dunkelgrünem Gemüse und Apriko-sen. Zu den Carotinoiden zählen Betacarotin, Lykopin, Lutein, Zeaxanthien. Carotinoide gehören zu den antioxidativ wirkenden Stoffen im Organismus, da sie freie Radikale binden und so die Oxidation von ungesättigten Fettsäuren verhindern.

In 100 g Tomate sind 3,7 mg Carotinoide enthalten – zum Vergleich: 100 g Möhre enthalten 11,7 mg.

Daher wirken sie in hohem Maße gesundheitsfördernd, da sie

- vor Krebs schützen
- das schädliche LDL-Cholesterin abbauen
- vor Arteriosklerose schützen
- das Immunsystem stärken
- grauem Star entgegenwirken.

Vitamin E

Vitamin E, das auch Tocopherol heißt, ist ebenfalls im Kampf gegen freie Radikale im Körper tätig. Es gehört also eigentlich zu den Antioxidanzien, aber es hat darüber hinaus noch ande-re wichtige Aufgaben im Stoffwech-sel. Vitamin E braucht zum Beispiel die Haut, um glatt und straff zu bleiben, hier sorgt Vitamin E für eine gute Durchblutung der Zellen und des Gewebes. Auch die reibungslose Funktion des Stoffwechsels im Körper haben wir dem Vitamin E zu verdanken. Und schließ-

Der Tagesbedarf eines Erwachsenen an Vitamin E liegt bei 12 mg.

47

lich hindert es die freien Sauerstoffradikale daran, wichtige Körperzellen zu schädigen und Arteriosklerose, Herz-Kreislauf-Erkrankungen, Nerven- und Gehirnschäden, frühzeitige Alterungserscheinungen, Gelenkentzündungen und sogar Krebs auszulösen.

Vitamin C

Dieses Vitamin und seine Wirkung kennen wir alle, nicht zuletzt von der jüngsten Erkältung her. Vitamin C ist für unseren Körper von allerhöchster Wichtigkeit, ohne es würden wir wahrscheinlich nicht lange überleben. Ascorbinsäure lautet der wissenschaftliche Name des Stoffes, der neben vielen anderen Aufgaben auch eine antioxidative im Kampf gegen freie Radikale erledigt. Darüber hinaus stärkt Vitamin C das Immunsystem und schützt es vor krank machenden Viren. In belastenden Situationen und Stresszeiten ist das Immunsystem besonders gefordert, hier hilft eine ausreichende Vitamin-C-Versorgung zu einer besseren Bewältigung von Stress.

Der tägliche Bedarf an Vitamin C liegt bei mindestens 75 mg, wobei die Deutsche Gesellschaft für Ernährung (DGE) in neueren Veröffentlichungen sogar 150 mg als Tagesdosis empfiehlt.

Der Körper braucht Vitamin C auch, um Eisen und Folsäure aus der Nahrung aufnehmen zu können. Daher kann man sagen, es ist an der Blutbildung beteiligt. Der Aufbau des Bindegewebes durch Kollagene wäre ohne Vitamin C nicht möglich. Kollagene sind spezielle Eiweißstoffe, die im Bindegewebe und in den Knochen enthalten sind.

Neuere Theorien vertreten die Meinung, dass Vitamin C auch Krebs vorbeugend wirkt, indem es die Bildung von Nitrosaminen im Magen einschränkt und – dies ist noch unbewiesen – das Immunsystem bei der Bekämpfung von Krebszellen unterstützt.

Vitamin A

Man kann sich die Funktion von Vitamin A gut merken, A wie Augen, denn es ist wichtig für ein gutes Sehvermögen, besonders im Dunkeln. Außerdem fördert Retinol, wie Vitamin A auch heißt, den Aufbau der Schleimhäute im Körper und unterstützt die Funktionen der Haut. Feuchte Schleimhäute schützen vor Krankheitskeimen. Ein Mangel an Vitamin A

Ein Erwachsener sollte täglich etwa 1 mg Vitamin A zu sich nehmen.

führt demzufolge zu trockenen Schleimhäuten und damit zu Infektionsanfälligkeit und zu trockener Haut. Aus Betakarotin, das in Tomaten enthalten ist, kann der Körper selbst Vitamin A bilden, allerdings braucht er Fett dazu.

Vitamin B_1

Thiamin, wie Vitamin B_1 auch genannt wird, ist entscheidend für ein gutes Funktionieren der Muskeln und Nerven. Es wandelt die aus der Nahrung

Der tägliche Bedarf an Vitamin B_1 liegt bei etwa 1,4 mg.

aufgenommenen Kohlenhydrate in Energie für die jeweiligen Zellen um. Thiaminmangel ist gekennzeichnet durch Kopfschmerzen, Konzentrationsstörungen und Verdauungsprobleme. Mangelerscheinungen sind Konzentrationsschwäche, Nervosität, Herzstörungen, Appetit- und Schlaflosigkeit.

Vitamin B_2

Vitamin B_2 oder Riboflavin regelt im Körper den Fett- und Eiweißstoffwechsel und sorgt für die Verarbeitung der Kohlenhydrate. Darüber hi-

Der tägliche Bedarf an Vitamin B_2 liegt bei 1,6 mg.

naus ist es an der Bildung des roten Blutfarbstoffes Hämoglobin beteiligt und wird für gutes Sehen, eine gesunde Haut und gesundes Wachstum benötigt. Mangelerscheinungen sind Sehstörungen, Schuppen, brüchige Fingernägel, Blutarmut, rissige Mundwinkel.

Kalium

Der Mineralstoff Kalium ist maßgeblich an einem guten Funktionieren der Zelltätigkeit beteiligt, denn er sorgt für die Entwässerung der Zellen. In der Zellflüssigkeit sind die Nährstoffe aus der Nahrung gelöst, aber auch die Abbauprodukte aus der Verarbeitung dieser Stoffe. Außerdem umgibt die Zellen eine Flüssigkeit, die die Nährstoffe und Sauerstoff aus dem Blut zu den Zellen bringt und die Abbauprodukte wieder mitnimmt. Diese Flüssigkeit wird über die Nieren ausgeschieden, damit neue Flüssigkeit und Nährstoffe zu den Zellen transportiert werden können. Dafür braucht der Organismus Kalium. Wenn der Körper vermehrt Flüssigkeit ausscheidet, verliert er auch vermehrt Kalium. Kaliummangelerscheinungen sind Muskelschwäche, Darmträgheit, Herzfunktionsstörungen. Kalium ist wasserlöslich und kann leicht ausgewaschen werden. Gemüse daher ganz waschen und nur in wenig Wasser kochen.

Die erforderliche Tagesdosis eines Erwachsenen beträgt 2000 mg, also 2 g (!). Eine durchschnittliche Tomate enthält etwa 300 mg Kalium.

Magnesium

Magnesium hat ebenfalls eine wichtige Aufgabe im Zellstoffwechsel zu erfüllen. Es unterstützt besonders die Enzymtätigkeit – Enzyme sind die Stoffe im Körper, die chemische Reaktionen hervorrufen. Außerdem ist es wichtig für die Tätigkeit der Muskelzellen und zur Erhaltung der körpereigenen Abwehrkräfte. Magnesium ist ein Bestandteil der Knochensubstanz. Ein Mangel an Magnesium äußert sich vor allem in nächtlichen Muskel-(Waden-)krämpfen, Übelkeit und Nervosität. Der Tagesbedarf liegt bei mindestens 300 mg. Sportler und Menschen, die viel Alkohol trinken, brauchen mehr Magnesium.

Kalzium

Kalzium ist neben Magnesium ein wichtiger Baustein der Knochen und darüber hinaus Voraussetzung für feste und gesunde Zähne. Muskeln und Nerven sind ebenfalls auf eine ausreichende Versorgung mit Kalzium angewiesen. Einen hohen Kalziumbedarf hat der Körper auch bei allergischen Erkrankungen und zur Blutbildung. Kalzium sollte immer in etwa gleicher Menge wie Phosphor aufgenommen werden, bei mehr Phosphor kann Kalzium vom Körper nicht ausreichend in den Knochen gelagert werden. Täglich braucht ein Mensch etwa 800 mg davon, Jugendliche und Schwangere noch einmal 400 mg mehr pro Tag. Kalziummangel in der Nahrung gleicht der Körper aus, indem er es den Knochen entzieht. Anzeichen von Kalziumunterversorgung sind innere Unruhe, Muskelkrämpfe, Osteoporose, Blässe.

Eisen

Eisen ist verantwortlich für die Bildung des Blutfarbstoffs Hämoglobin, der für einen reibungslosen Ablauf der Sauerstoffversorgung der Zellen sorgt. Hämoglobin wird von den roten Blutkörperchen gebildet. Der Körper braucht Eisen nur in Spuren (Männer etwa 12 mg, Frauen 18 mg), dennoch kann ein Mangel zu Müdigkeit, Verdauungsschwierigkeiten, Haarausfall, brüchigen Nägeln, Blässe und Atembeschwerden führen.

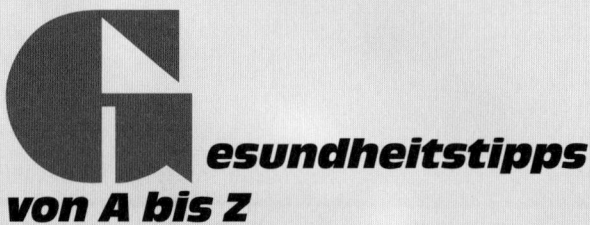

Gesundheitstipps von A bis Z

Der regelmäßige Verzehr von Tomaten und Tomatenprodukten ist ein wertvoller Beitrag zur Gesunderhaltung des Körpers. Denn Tomaten sind – wie alle Gemüsearten – wichtige Nährstofflieferanten. Wogegen Sie sich schützen, wenn Sie Tomaten essen, wird in den nachfolgenden Gesundheitstipps erläutert. Man sollte allerdings auch darauf hinweisen, dass Tomaten allein nicht so viel ausrichten können wie eine tägliche Portion gemischtes Gemüse. Dieser Vitamincocktail, zu dem Tomaten unbedingt dazugehören, hält gesund und fit. Ernährungswissenschaftler empfehlen fünf kleine Mahlzeiten pro Tag, die jedes Gemüse, roh, gekocht, in Form von Saft o. Ä. enthalten sollte.

Arteriosklerose

Eine Verfettung und Verengung der Arterien entsteht durch Fettablagerungen an den Arterieninnenwänden. Der umgangssprachliche Ausdruck hierfür lautet Arterienverkalkung. Denn nicht nur Fett lagert sich an den Arterien ab, sondern auch der wertvolle Mineralstoff Kalzium, der noch zusätzlich für die Verhärtung der Arterien sorgt. Die Folge: Durch die verengten Blutgefäße fließt weniger Blut, das bedeutet, dass auch weniger Sauerstoff transportiert wird. Körperzellen, Gehirn und vor allem das Herz werden unterversorgt und es kann zu einem Herzinfarkt oder einem Schlaganfall kommen. Vitamin C und Lykopin in Tomaten schützen vor schädlichen Fettablagerungen in den Blutgefäßen.

Augenerkrankungen

Das Phänomen des grauen Stars kennen einige, besonders ältere Menschen. Die Hornhaut des Auges wird trüb und die Sehkraft lässt nach. Ursachen der Erkrankung sind schädliche UV-Strahlen und freie Radikale.

Auch hier kann das in Tomaten enthaltene Lykopin wertvolle Dienste leisten, denn es bekämpft die freien Radikale.

Bindegewebe

Das Bindegewebe hat im Körper eine füllende und bindende Funktion. Es kommt in den Räumen zwischen den Organen vor, es umgibt die Organe und befindet sich in ihnen als Fasergerüst der Zellen. Eine Schwäche des Bindegewebes kennen wir zum Beispiel als so genannte Orangenhaut (Zellulitis). Hier hat sich Fett in den Gewebszellen angesammelt und diese in ihren Funktionen geschwächt.

Die in Tomaten versammelten Fettkiller verhindern solche Ablagerungen und unterstützen den Zellaufbau und damit die Bildung von neuem Bindegewebe.

Blutzuckerspiegel

Wenn der Blutzuckerspiegel aufgrund von falscher Ernährung aus dem Gleis gerät, kann es sehr schnell zu ernsten körperlichen Störungen und Erkrankungen bis hin zum Diabetes kommen. Wichtig ist eine ausgewogene Ernährung ohne denaturierte Nahrungsmittel wie Zucker und Weißmehle, wenig tieri-

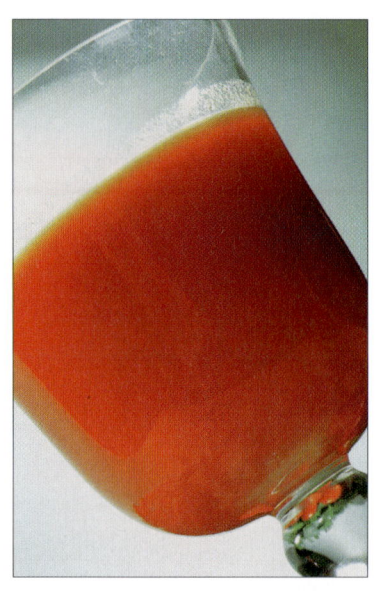

sche Eiweiße und Fette. Die Kohlenhydrataufnahme muss reduziert werden, dagegen raten neuere Erkenntnisse dazu, vermehrt ballaststoffreiche pflanzliche Nahrung zu sich zu nehmen. Tomaten enthalten wenig Kohlenhydrate, dafür aber einiges an Ballaststoffen. Sie sind also zur Erhaltung eines gleichmäßigen Blutzuckerspiegels wichtig. Bei Konzentrationsstörungen, Müdigkeit und Abgeschlafftheit können ein bis zwei Gläser Tomatensaft oder ein frischer Tomatensalat schnell wieder zu neuer Fitness helfen. Denn sie führen Gehirn und Nerven die notwendigen Aufbaustoffe zu und erhöhen den Blutzuckerspiegel.

Cholesterinspiegel

Zu hohe Cholesterinwerte, also die Fettwerte im Blut, sind eine der häufigsten Zivilisationskrankheiten. Cholesterin kommt im Blut nur in Verbindung mit bestimmten Lipoproteinen vor. Der Körper produziert selbst Cholesterin, benötigt aber noch eine gewisse Menge aus der Nahrung. HDL-Cholesterin, das an „gute" Lipoproteine gebunden ist, wird zum Beispiel zur Hormonbildung benötigt. Falsche Ernährungsgewohnheiten führen dazu, dass zu viel des „schlechten" LDL-Cholesterins aufgenommen wird, das Fettablagerungen in den Blutgefäßen begünstigt. Diese können zu Arteriosklerose und Herzerkrankungen führen. Tomaten enthalten kein Cholesterin, können also von Menschen, die einen zu hohen Cholesterinspiegel aufweisen, bedenkenlos gegessen werden. Im Gegenteil sorgen die Lykopine und Vitamin C in den Früchten dafür, dass sich kein schädliches LDL-Cholesterin in den Arterien absetzt.

Hautprobleme

Eine falsche Ernährungsweise oder Schadstoffe aus der Luft sind oft der Grund für Hautprobleme. Fettige und unreine oder trockene und empfindliche Haut zählen zur Kategorie Problemhaut, meist setzt sich das im Zustand der Haare fort, die ebenfalls fettig, trocken oder schuppig sind. Sicherlich können neben den oben genannten Gründen auch seelische Belastungen oder hormonelle Umstellungen und Stoffwechselerkrankungen Ursachen für Haut- und Haarprobleme sein. Dies kann allein ein Arzt feststellen. Jedoch die

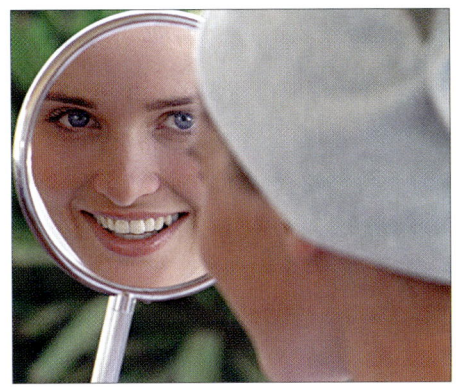

Ernährungsfehler können schon im Ansatz durch vitamin- und mineralstoffreiche Nahrungsmittel behoben werden, wie sie zum Beispiel Tomaten darstellen. Besonders das in Tomaten enthaltene Biotin (Vitamin H) verhilft zu reiner Haut und gesunden Haaren.

Herzerkrankungen

Das Herz ist im Organismus die treibende Kraft, der Motor, der alles in Gang hält, und sollte deshalb auch wie ein maschineller Motor gepflegt und gut behandelt werden. Wie schon erwähnt, funktioniert der Herzmuskel nur, wenn er gleich-mäßig mit ausreichend Sauerstoff und wichtigen Nährstoffen versorgt wird. Ist dies nicht gewährleistet, weil etwa die Blut-gefäße verstopft, zu eng und verhärtet sind oder der Körper durch schlechte Ernährung nicht genügend Vitamine und Mineralstoffe zugeführt bekommt, schwächt das die „Motor-leistung" und kann sogar zu einem Defekt des Motors, sprich einem Herzinfarkt, führen. Eine kalium- und magnesiumreiche Ernährung, die außerdem viele Vitamine enthält, wie sie durch Gemüsegerichte mit Tomaten gewährleistet ist, kann vor Herzerkrankungen schützen.

Hoher Blutdruck

Wenn der Organismus mit zu hohem Blutdruck reagiert, ist das meist ein ernst zu nehmendes Alarmzeichen. Viele merken es erst beim Arztbesuch oder wenn sich bereits Folgeerkran-kungen wie Arteriosklerose, Herzinfarkt, Schlaganfall oder Nie-renfunktionsstörungen einstellen, dass ihr Blutdruck zu hoch ist. Dies kann Ausdruck von Stress, Rauchen und Alkoholmiss-brauch oder schlechten Ernährungsgewohnheiten, Überge-wicht und Bewegungsmangel sein. Mit ihrem hohen Kalium-gehalt sind Tomaten bestens geeignet, der Entstehung von hohem Blutdruck entgegenzuwirken oder den Blutdruck sen-ken zu helfen. Kalium verbessert die Fließgeschwindigkeit des Blutes und sorgt für eine gute Durchblutung und Versorgung aller Zellen mit Sauerstoff und Nährstoffen.

Magen-Darm-Störungen

Wenn es im Magen zwickt und kneift oder die Verdauung nicht funktioniert, kann dies vielfältige Gründe haben: zu fettes oder ballaststoffarmes Essen, zu viel Zucker, Alkohol, zu wenig

Gemüse. Stress, Nervosität und falsche Ernährungsgewohnheiten (zu schnell essen) kommen dazu. Es fehlt an Magen-
saftsekretion oder es wird zu viel Magensäure gebildet, auch
eine Schwächung der Bauchspeicheldrüse und ihrer Funktionen kann die Folge sein. Wenn der Arzt keine ernsthaften
Erkrankungen feststellt, die natürlich behandelt werden müssen, kann es bereits genügen, die Ernährung umzustellen auf
mehr Rohkost und Gemüsegerichte. Tomaten spielen hierbei
eine Vorreiterrolle, denn sie schmecken nicht nur roh wie
gekocht vorzüglich, sondern enthalten auch die Nährstoffe,
die Magen, Darm und die übrigen Verdauungsorgane brauchen, um wieder ins Gleichgewicht zu kommen. Die enthaltenen Ballaststoffe tun ein Übriges und sorgen für eine gute
und regelmäßige Verdauung.

Nierenerkrankungen

Die Nieren regeln den Salz- und Wasserhaushalt des Körpers,
außerdem steuern sie das Säure-Basen-Gleichgewicht im Blut
und in den Zellen. Blutbildung und Blutdruckregulierung gehören ebenfalls zu den Aufgaben der Nieren. Überschüssige
Säuren oder Basen, die dem Körper schaden können, werden
über die Nieren ausgeschieden. Erkranken die Nieren, weil zu
wenig Flüssigkeit aufgenommen wird (Nierensteine) oder Bakterien nicht ausgeschwemmt werden können (Blasenentzün-
dung), führt dies im gesamten Organismus zu Störungen. Ausreichende Flüssigkeitszufuhr und eine Ernährung, die auch
entwässernde Komponenten enthält, sind daher ganz entscheidend für ein gut funktionierendes Ausscheidungssystem.
Tomaten enthalten Kalium, das entwässernd und harntreibend
wirkt und für eine ausreichende Spülung von Blase und Nieren
sorgt. Krankheitserreger und steinbildende Salze werden ausgeschwemmt, bevor sie gefährlich werden können.

Tomate gegen Krebs

Schon seit einigen Jahren beschäftigen sich Wissenschaftler mit der Frage, inwieweit bestimmte natürlich vorkommende Stoffe wirksam gegen die Bildung von Krebs eingesetzt werden können. Und fast täglich kann man neue Erfolgsmeldungen zum Thema „Krebs vorbeugen mit ..." in den Zeitungen nachlesen. Wie Forschungen und Studien ergeben haben, enthalten auch Tomaten Stoffe, die möglicherweise die Entstehung von Krebs verhindern. Es handelt sich um das Antioxidans Lykopin, das für die schöne rote Farbe der Tomaten verantwortlich ist. Außerdem P-Cumarin und Chlorogen, die die Bildung von Nitrosaminen im Magen unterbinden. Nitrosamine bilden sich meist nach dem Verzehr von Gegrilltem, besonders wenn es sehr kross und dunkel gegrillt ist, und sollen Krebs erregend wirken. Auch gepökeltes Fleisch, Bier und Zigarettenrauch enthalten Nitrosamine. Der beliebte Hawaii-Toast entwickelt sich zur Nitrosaminbombe, wenn die Verbindung von gekochtem Schinken und Schmelzkäse erhitzt wird.

Die Wirkungsweise der Antioxidanzien sind unter dem Stichwort genau erklärt. Sie fangen die freien Radikale im Körper, die zu Erbgutschäden und der Entstehung von Krebs führen können. Britische Wissenschaftler halten Kirschtomaten für noch gesünder als ihre großen Schwestern, englische Cherry-Tomaten enthalten danach mehr Flavonoide als spanische. Beim Kochen bzw. Zerkleinern der Früchte werden die Antioxidanzien noch besser freigesetzt, weshalb andere

Wissenschaftler empfehlen, täglich zwei Gläser Tomatensaft (330 ml) zu trinken, um gesund zu bleiben. Außer antioxidativ wirkt der Saft auch gegen schädliches LDL-Cholesterin.

Amerikanische Studien an 47 000 Männern im Alter von 40 bis 75 Jahren haben ergeben, dass der Verzehr von Tomaten und Tomatenprodukten wie Soße und Saft zu einem Rückgang der Anfälligkeit für Prostatakrebs geführt hat. Diese Wirkung schreibt man ebenfalls dem Lykopin zu. Inzwischen gibt es für Menschen, die Tomaten nicht mögen, Lykopin und andere Inhaltsstoffe der Tomate in Tablettenform, erhältlich in allen Apotheken.

Das sind erstaunliche und erfreuliche Ergebnisse, die zu dem Glauben ermutigen, dass der Kampf gegen die heimtückische Krankheit Krebs doch noch gewonnen werden kann. Jedoch muss man der Wahrheit halber hinzufügen, dass das Entstehen von Krebs natürlich von vielen verschiedenen Faktoren abhängt und nicht allein einer ungesunden Lebensweise zuzurechnen ist. Weitere Indikatoren wie Veranlagung, Luftverschmutzung, schlechte Arbeitsbedingungen, Stress kommen dazu.

Vieles davon kann man nicht oder nur schwer ändern, aber eine ungesunde Lebensweise lässt sich sehr leicht umstellen. Zum Beispiel durch eine bewusste Ernährung, die viel Vollwertprodukte und frisches Gemüse enthält. Denn nicht nur Tomaten allein beugen Krebs vor, wichtig ist das Zusammenspiel vieler Gemüsesorten, die alle einen Beitrag zur Gesunderhaltung des Körpers leisten. Ernährungswissenschaftler raten dazu, täglich mindestens fünf Gemüseportionen zu sich zu nehmen, um alle Nährstoffe in ausreichender Form zu erhalten. Viel Bewegung und genügend Schlaf sind weitere Grundbedingungen für einen funktionierenden Organismus, dessen Selbstheilungskräfte aktiviert sind.

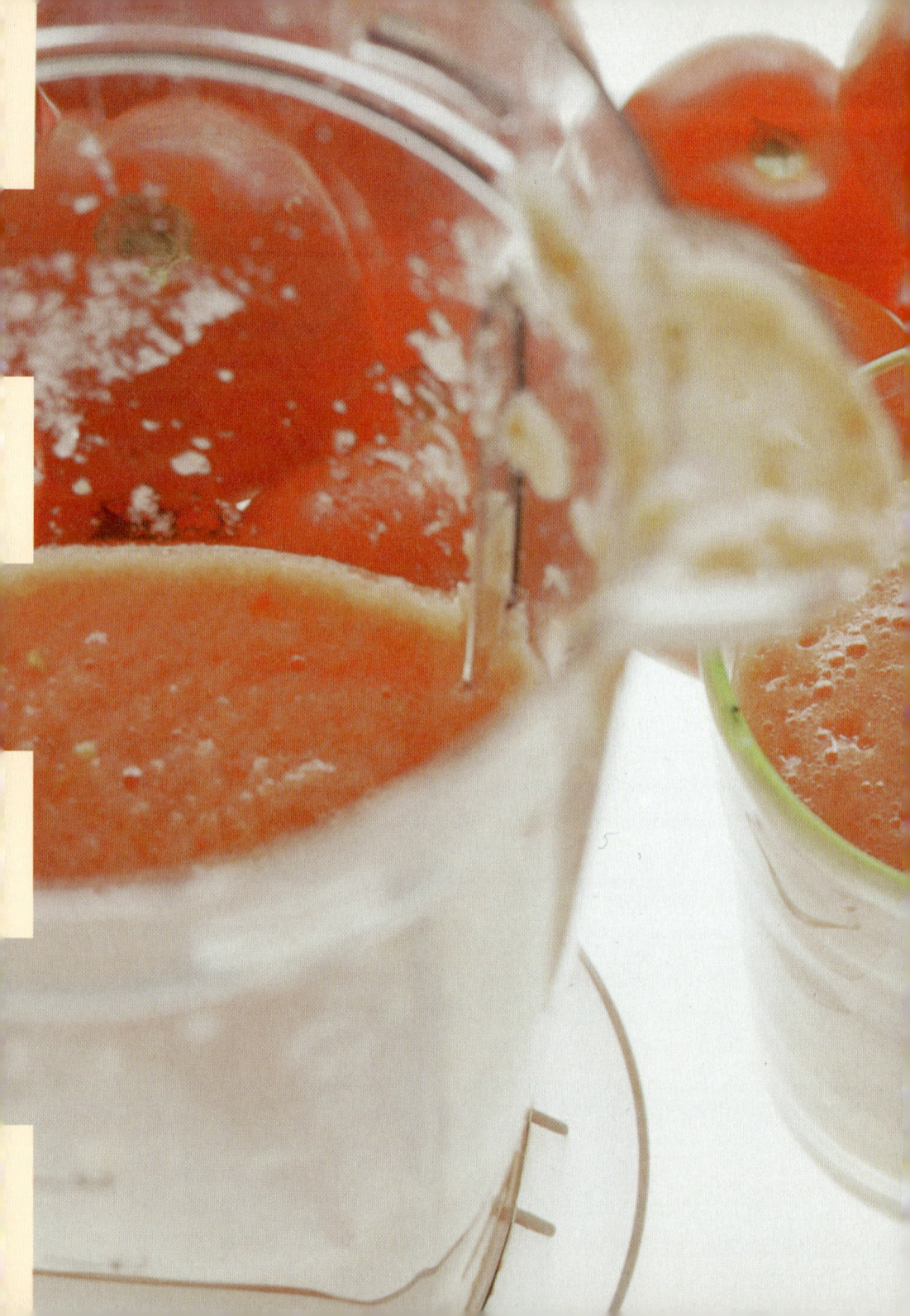

VOM RICHTIGEN UMGANG

Der richtige Umgang mit Tomaten erfordert wie so vieles auch ein wenig Fingerspitzengefühl. Einkaufen, lagern, zubereiten und konservieren will auch in diesem Fall gelernt sein. Denn die beste und aromatischste Tomate hat wenig Nutzen, wenn sie falsch aufbewahrt wird und verdirbt oder falsch zubereitet wird und nicht schmeckt oder falsch verarbeitet wird und im Einmachglas unappetitlich vor sich hin dümpelt. Schließlich sind der richtige Einkauf, das Lagern und die Zubereitung entscheidend für den Erhalt der vielen gesunden Inhaltsstoffe.

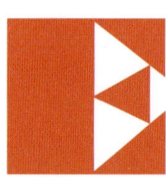

inkaufstipps

Beim Einkaufen von Tomaten sollten sie sich nicht von verlockenden Sonderangeboten und sonstigen Werbeaktionen beeindrucken lassen. Entscheidend sind Frische, Festigkeit, Farbe, Geruch und Geschmack.

Am besten kaufen Sie Tomaten während der Saison ein, die ist in unseren Breiten von Mai bis September. Während dieser Zeit haben Sie die Sicherheit, dass die Früchte im Freiland gewachsen und auch am Strauch ausgereift sind, wobei sie ihre Farbe und den optimalen Geschmack ausgebildet haben. Lange Transportwege, die es erforderlich machen, Tomaten unreif zu ernten, entfallen, dies ist ein wichtiges Qualitätsmerkmal. Frische Tomaten enthalten die meisten Nährstoffe.

Holländische Tomaten werden zwischen April und November angeboten, sie haben bis zu uns keine langen Transportwege zurückzulegen, doch wird ihr Wachstum oftmals durch Treibhausanbau und Dünger beschleunigt, was nicht immer zu guter Qualität führt. Da sich die gesunden Flavonoide und Aromastoffe erst durch Wärme und UV-Licht bilden, enthalten Treibhaustomaten diese Stoffe meist nur in geringen Mengen. In den übrigen Monaten erhalten wir überwiegend spanische, italienische und kanarische Tomaten, die sehr lange unterwegs sind und

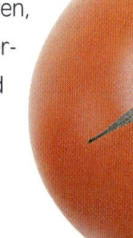

unter Umständen vorbehandelt wurden. Zumindest verlieren sie während der Reise wieder einige Inhaltsstoffe. Überprüfen Sie bei „fremden" Tomaten, ob in den Herkunftsländern gerade Erntezeit ist oder die Früchte aus Treibhäusern stammen. Kanarische Tomaten sind meist in der Sonne gereift und schmecken entsprechend gut, doch sind sie besonders lange bis zu uns unterwegs, was sich im Preis nieder-

Grundsätzlich ist es in den Wintermonaten, wenn es bei uns keine frischen Tomaten zu kaufen gibt, durchaus vertretbar, Dosenwaren zu kaufen, die für die Zubereitung von Soßen und Suppen gut geeignet sind. Diese Früchte werden direkt nach der Ernte verarbeitet, was gewährleistet, dass die Inhaltsstoffe erhalten bleiben.

schlägt. Flugware – am selben Tag geerntet wie gekauft – ist noch um einiges teurer und als Freund der Umwelt fragt man sich ernsthaft, muss das denn sein?

Prüfen sie beim Kauf mit einem Fingerdruck, ob die Frucht noch knackig ist, nicht zu sehr nachgibt oder gar zu weich ist. Achten sie vor allem auf den Zustand der Schale. Eine unreif geerntete und schlecht gelagerte Tomate erkennt man an einer runzligen Schale, die sich dennoch hart anfühlt. Diese Frucht ist auch beim Verzehr hart und schmeckt nicht. Und natürlich sollte die Schale einwandfrei sein, keine Druckstellen oder dunkle Flecken aufweisen.

Auch Geruch und Farbe sollten stimmen, eine grüne Tomate hat noch kaum Geruch, eine überreife dagegen einen zu süßlichen.

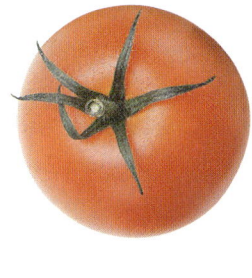
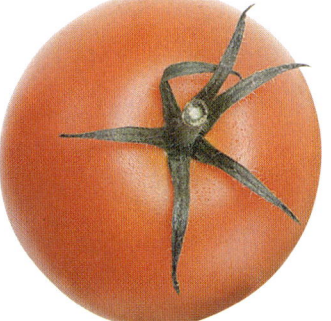

Richtig aufbewahren, zubereiten und haltbar machen

Wenn Sie sich beim Einkauf der Tomaten viel Mühe gemacht haben, um die besten und frischesten Früchte auszusuchen, sollten Sie bei der Aufbewahrung nicht minder aufmerksam sein. Tomaten sind sehr kälteempfindlich und sollten daher nicht im Kühlschrank aufbewahrt werden. Am besten lagert man sie an einem dunklen, kühlen Ort, an dem eine durchschnittliche Temperatur von 10–13 °C herrscht. Ist es dennoch notwendig, Tomaten im Kühlschrank aufzubewahren, etwa weil kein kühler Raum vorhanden ist, sollten sie unten im Schrank, also im Gemüsefach lagern und unbedingt einige Zeit vor der Zubereitung herausgenommen werden, damit sie ihr Aroma, das sie in der Kälte weitgehend verloren haben, wieder voll entfalten können. Wichtig: Tomaten nie in der Nähe von Äpfeln aufbewahren, da diese ein besonderes Gas ausströmen, das Tomaten schneller verderben lässt. Und Gurken nie neben Tomaten aufbewahren, da Tomaten das Gas Äthylen abgeben, das Gurken weich werden lässt.

Bedenken Sie, dass durch lange Lagerung und die Einwirkung von Licht, Wärme und Sauerstoff der Gehalt an Nährstoffen ständig abnimmt. Deshalb Tomaten nie länger als vier bis fünf Tage und wenn möglich dunkel aufbewahren.

Tomaten sind sehr vielseitig einzusetzen, sie können roh gegessen, gekocht, gebacken, gegrillt, gefüllt, püriert, glasiert und zu Soßen und Suppen verarbeitet werden. Tomaten können problemlos eingefroren und eingemacht werden. Wenn Sie Tomaten in der Küche verwenden, gilt es dennoch auch einige Regeln zu beachten, um sie richtig vorzubereiten und beim Kochen den vollen Geschmack der Tomaten zu erhalten.

Tomaten enthäuten

Dies wird oft in Rezepten angegeben. Es ist Geschmackssache, Tomaten zu enthäuten. Die Schale ist zwar hart und lässt sich schlecht kauen, doch sind in ihr wie bei anderen Obst- und Gemüsesorten wertvolle Stoffe wie zum Beispiel Vitamin C und Silizium enthalten, die der Gesundheit zuträglich sind. Die Schale enthält außerdem wertvolle Flavonoide. Importware weist meist viele Schadstoffe auf der Schale auf, sie sollte daher entfernt werden. Biotomaten dagegen sollten nur gut gewaschen und mit Schale verzehrt werden. Sollte es dennoch bei manchen Rezepten sinn-

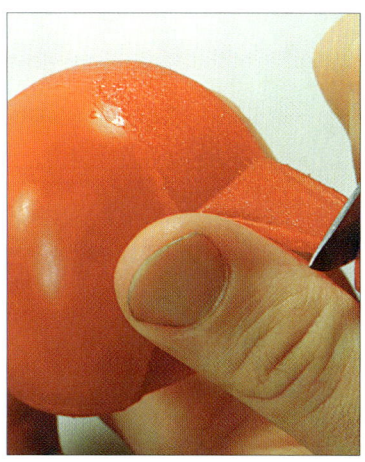

voll sein, Tomaten zu häuten, werden die gewaschenen Früchte über Kreuz eingeritzt, dann gibt man sie etwa 30 Sekunden in kochendes Wasser, holt sie heraus, schreckt sie mit kaltem Wasser ab und zieht die Haut mit einem Messer ab.

Tomaten entkernen

Wollen Sie Tomaten für Bruschetta oder eine Soße vorbereiten oder sie füllen, sollten Sie die Früchte vorher entkernen. Dazu werden sie mit einem Löffel ausgehöhlt. Das geleeartige

Die Stielansätze der Tomaten sollten immer entfernt werden, da sie das giftige Solanin enthalten und auch gar nicht schmecken. Schneiden Sie die Ansätze beim Enthäuten heraus oder wenn Sie die Tomaten klein schneiden.

Innere kann man unter Umständen unter die Füllung mischen.

Tomaten füllen

Am besten lassen sich Fleischtomaten füllen, denn sie sind groß. Die Früchte werden gründlich gewaschen und abgetrocknet. Dann schneidet man den oberen Deckel ab, entfernt den Stielansatz und höhlt den Innenteil mit einem Löffel gut aus. Nun kann die Tomate gefüllt werden, zum Beispiel mit einer Hackfleischmischung, Getreide oder Frischkäse.

Tomaten einfrieren

Tomaten können eingefroren werden, vorausgesetzt sie sind vollreif und unbeschädigt. Sie können sie roh oder bereits gekocht (auch als Soße oder Suppe), ganz oder geviertelt einfrieren. Frisch eingefroren behalten sie alle Inhaltsstoffe und bieten vielleicht in der kälteren Jahreszeit eine Alternative zu Treibhaus- oder Dosentomaten. Grüne Tomaten sind ebenfalls zum Einfrieren geeignet. Sie sollten allerdings aufgetaut nur für Gerichte verwendet werden, in denen sie erhitzt bzw. gekocht werden.

Tomaten blanchieren

Viele Gemüse sollte man vor dem Einfrieren blanchieren, um Farbe und Aroma zu erhalten. So auch Tomaten. Dazu wird das Gemüse zwei bis drei Minuten in kochendes Wasser gegeben, dann herausgenommen und sofort in Eiswasser gelegt oder damit übergossen – auf diese Weise wird ein Weitergaren verhindert. Danach gut abtropfen lassen und sofort in Gefrierbeutel verpacken.

Tomaten auftauen

Tomaten wie anderes eingefrorenes Gemüse sollten am besten tiefgekühlt in den Topf gegeben und bei mittlerer Hitze aufgetaut werden. Einmal aufgetautes Gemüse nicht wieder einfrieren, daher sollten Sie nur so viel aus dem Gefrierschrank nehmen, wie Sie für eine Mahlzeit benötigen. Eingefrorene Tomatenstücke – grün wie rot – können Sie in Mehl wenden und in heißem Öl frittieren.

Tomaten trocknen

Sicher haben Sie sie in südlichen Ländern schon gesehen, die Stränge mit aufgereihten Tomaten, die in der Sonne zum Trocknen hängen. Die getrockneten Tomaten sind eine Köstlichkeit, das konzentrierte Aroma verleiht jedem Gericht eine

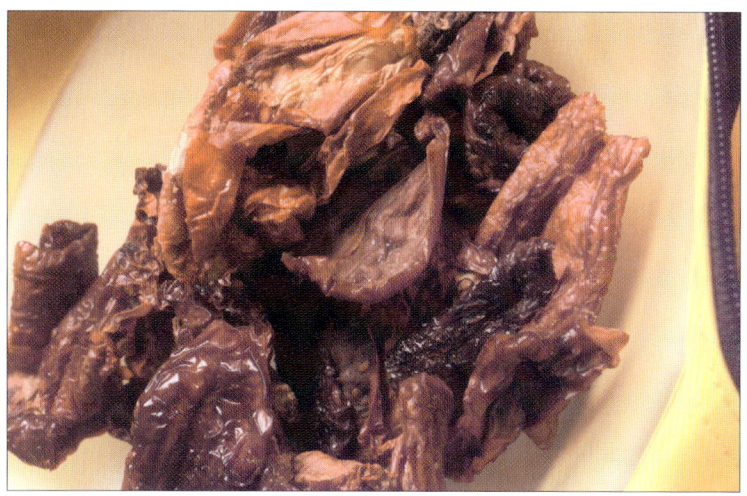

besondere, würzige Note. Auch roh gewürfelt auf Brot gegessen sind sie eine Delikatesse. Der Trockenvorgang in der Sonne dürfte in unseren Breiten etwas unsicher sein, denn die Tomaten brauchen zum Trocknen mindestens drei Tage direkten Sonnenschein. Sie können die Tomaten jedoch auch im Backofen trocknen. Verwenden Sie am besten Eiertomaten oder Fleischtomaten. Die Früchte gut waschen, abtrocknen, die Stielansätze entfernen. Dann halbieren, mit etwas Kräutersalz bestreuen und mit der Schnittfläche nach oben im Backofen bei 80 °C etwa zwölf Stunden trocknen. Die getrockneten Tomaten in luftdichten Gläsern an einem kühlen dunklen Ort aufbewahren.

Sie können die Tomaten auch in Scheiben schneiden und nach dem Trocknen in einem Mörser zerkleinern. Dieses Tomatenpulver kann anstelle von Tomatenmark zum Würzen verwendet werden.

Grüne Tomaten können ebenfalls getrocknet werden. Man sollte sie jedoch vor dem Trocknen häuten.

Es ist möglich, getrocknete Tomaten wieder zu „rehydrieren", also das entzogene Wasser wieder zuzuführen, sodass sie Umfang und Konsistenz von frischen Tomaten erreichen. Dazu werden getrocknete Tomatenviertel etwa eine Stunde lang alle 15 Minuten mit warmem Wasser besprüht. So brauchen Sie auch im Winter nicht auf Tomatensalat zu verzichten.

Tomaten einmachen und einlegen

Natürlich kann man Tomaten auch einmachen bzw. einlegen, um sie für mehrere Monate haltbar zu machen. Auch dazu sollten am besten nur einwandfreie Früchte verwendet werden. Dazu auf der folgenden Seite zwei Rezepte, die Sie nach Lust und Laune variieren können.

Eingemachte Tomaten

Tomaten waschen und gut abtrocknen. Stielansätze entfernen. Tomaten rundherum mit einem Hölzchen einstechen. 30 Minuten stehen lassen. • Die übrigen Zutaten mit 2 l Wasser mischen und aufkochen, 10 Minuten köcheln lassen. • Die Tomaten in vorbereitete Einmachgläser schichten, die warme Flüssigkeit bis etwa 2,5 cm unter dem oberen Rand darüber schütten. Die Tomaten sollten bedeckt sein. Gläser gut verschließen und bei 100 °C etwa 20 Minuten einkochen. • Die Gläser bei Zimmertemperatur abkühlen lassen, prüfen, ob sie fest verschlossen sind, dann kühl und dunkel aufbewahren. Eingemachte Tomaten halten sich etwa 15 Monate.

Zutaten für 4 1-Liter-Einmachgläser

5 kg kleine feste Tomaten
2 EL Apfelessig oder Zitronensaft
6 Lorbeerblätter
4 EL Senfkörner
2 EL schwarze Pfefferkörner
1 EL Salz

Zutaten für 4 bis 5
$1/_2$-l-Schraubdeckelgläser

1 kg orangefarbene Tomaten
2 gelbe Zwiebeln
4–5 frische rote Chilischoten
ca. $3/_4$ l Weißweinessig
3 Lorbeerblätter
3 Knoblauchzehen
1 TL Pimentkörner
2 EL Currypulver
1 EL Kreuzkümmelkörner

Eingelegte Tomaten

Tomaten waschen und abtrocknen. Große Früchte zerteilen, kleine ganz lassen. Zwiebeln schälen und in Stücke schneiden. • Tomaten und Zwiebeln abwechselnd in die gut gespülten Gläser schichten. In jedes Glas eine Chilischote geben. • Die übrigen Zutaten in einem Topf erhitzen und 5 Minuten köcheln lassen. Dann durch ein Sieb in die Gläser füllen, am oberen Rand etwa 2 cm Luft lassen. Die Tomaten sollten bedeckt sein. Eventuell mit Essigwasser auffüllen. • Gläser verschrauben und kühl stellen. Im Kühlschrank oder Keller halten sich die eingelegten Tomaten etwa 23 Monate.

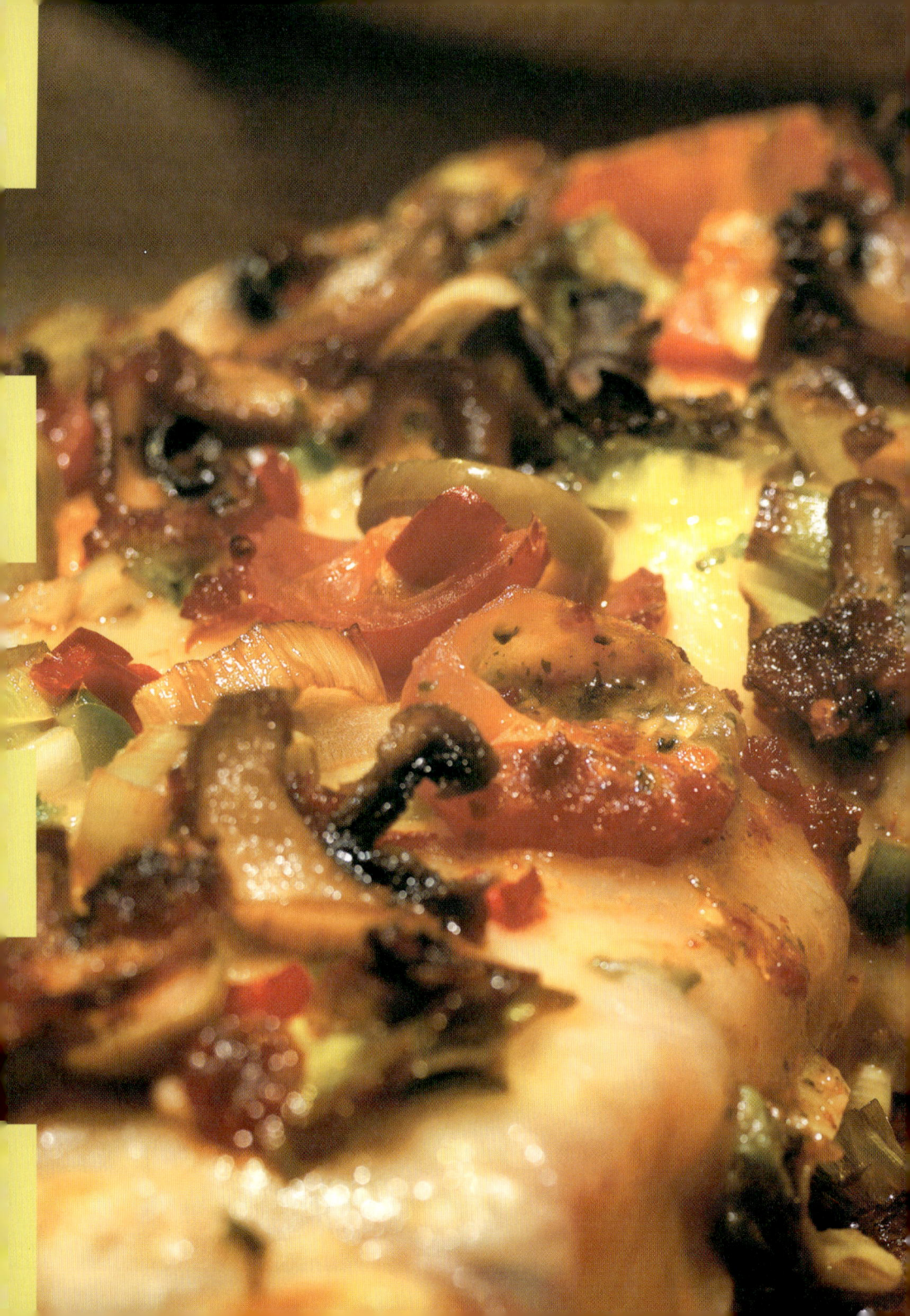

TOMATENREZEPTE

Aus fast keiner europäischen Küche ist die
Tomate mehr wegzudenken, besonders die
Köche der Mittelmeerländer zaubern wunder-
volle Gerichte mit Tomaten – es gibt unzählige
Zubereitungsarten. Auf den folgenden Seiten
finden Sie einige appetitanregende Rezepte
mit Tomaten, die Ihnen nicht nur das Wasser
im Mund zusammenlaufen lassen, sondern Sie
auch gesund erhalten.

Spiegeleier mit Tomaten

Kartoffeln schälen, waschen und würfeln. 1 Esslöffel Öl in einer Pfanne erhitzen und Kartoffelwürfel darin unter Wenden etwa 10 Minuten braten. • Tomaten waschen, Stielansätze entfernen. Tomaten in dünne Spalten schneiden. Frühlingszwiebeln putzen, waschen und in feine Ringe schneiden. • Tomatenspalten und Frühlingszwiebeln unter die Kartoffeln mischen und weitere 10 Minuten garen. Mit Salz und Pfeffer abschmecken. • Schafskäse würfeln. Basilikum waschen, abtropfen lassen und Blätter abzupfen. Schafskäse und Basilikum über die Tomatenpfanne streuen. • Restliches Öl erhitzen und pro Person 2 Spiegeleier braten. Zu der Tomatenpfanne reichen.

Zutaten für 2 Personen:

800 g Kartoffeln
2 EL Öl
375 g Tomaten
$^1/_4$ Bund Frühlingszwiebeln
$^1/_2$ Bund Basilikum
100 g Schafskäse
4 Eier
Salz
Pfeffer

Spinat-Tomaten-Sandwich

Grill oder Backofen vorheizen. Spinat nach Packungsanweisung zubereiten. Ei hart kochen, pellen und fein würfeln. Speck in der Pfanne braten. Schalotte schälen und fein hacken. Tomate hacken. Käse würfeln. • Spinat, Ei und Schalotte mit Worcestersoße mischen. Toastscheiben vortoasten. • Jede Toastscheibe mit einer Scheibe Frühstücksspeck belegen, darauf ein Viertel der Spinatmasse verteilen. Tomaten und Käse darüber verteilen. • Die Toasts auf ein Backblech legen und im Ofen backen, bis der Käse geschmolzen ist.

Zutaten für 2 Personen

$^1/_2$ Pckg. Tiefkühl-Rahmspinat

1 Ei

4 Scheiben Frühstücksspeck

$^1/_2$ Schalotte

$^1/_2$ TL Worcestershiresauce

1 mittelgroße Tomate

50 g Mozzarella

4 Sandwichtoastscheiben

Tomatenpfanne

Eine Auflaufform mit Öl einfetten. Tomaten waschen und Stielansätze entfernen. Tomaten in Scheiben schneiden. Die Hälfte des Schafskäses in Scheiben schneiden, die andere Hälfte fein würfeln. • Tomaten- und Schafskäsescheiben abwechselnd in die Auflaufform schichten. Schafskäsewürfel darüber geben. Zwiebel und Knoblauchzehe schälen und fein würfeln. • Olivenöl darüber träufeln, mit Salz und Pfeffer würzen. In den kalten Backofen geben und bei 200 °C 15 Minuten backen. • Die Kräuter klein zupfen, über die Tomatenpfanne geben und alles weitere 5 Minuten backen.

Zutaten für 2 Personen

1 EL kaltgepresstes Sonnenblumenöl

500 g reife Tomaten

200 g Schafskäse

1 Zwiebel

1 Knoblauchzehe

2 EL kaltgepresstes Olivenöl

1 Zweig Thymian

1 Zweig Basilikum

Kräutersalz

Pfeffer

73

Bruschetta

Tomaten häuten, Stielansätze herausschneiden, Fruchtfleisch entkernen und fein würfeln. Kräuter waschen, trockenschleudern und fein hacken. • Kräuter und Tomaten mischen und mit Salz und Pfeffer abschmecken. Zugedeckt eine Stunde bei Raumtemperatur stehen lassen. Knoblauchzehen schälen, halbieren und mit dem Olivenöl in ein Gefäß geben. Ebenfalls eine Stunde ruhen lassen. • Brotscheiben toasten und mit dem Knoblauchöl bestreichen. Tomatenbelag darauf verteilen und servieren.

Zutaten für 16 Stück

6 mittelgroße Tomaten

1 Bund Basilikum

$^1/_2$ Bund Schnittlauch

$^1/_2$ Bund Petersilie

2 Knoblauchzehen

$^1/_2$ Tasse kaltgepresstes Olivenöl

16 Weißbrot- oder Baguettescheiben

Tomatenmousse

Gelatine nach Packungsbeschreibung einweichen. • Tomaten waschen, Stielansätze entfernen. Fruchtfleisch entkernen und gut ausdrücken. Pürieren und mit dem Tomatenmark mischen. Mit Gewürzen und Zucker abschmecken. • Gelatine ausdrücken, im Wasserbad auflösen und unter das Tomatenpüree mischen. Die Masse etwa 20 Minuten ruhen lassen. • Mascarpone unter das Püree mischen, Masse in 4 Portionsförmchen füllen und für eine Stunde kalt stellen. • Vor dem Servieren die Förmchen kurz in warmes Wasser tauchen. Mousse am Rand lösen und auf Teller stürzen. Mit Salatblättern und Zitronenscheiben garnieren.

Zutaten für 4 Personen

4 Blatt weiße Gelatine

4 mittelgroße Tomaten

50 g Tomatenmark

200 g Mascarpone

Salz

Pfeffer

Cayennepfeffer

1 Prise Zucker

Tomatensoße

Die Tomaten enthäuten, Stielansätze entfernen und das Fruchtfleisch grob zerkleinern. • Die Zwiebel schälen, klein hacken und im Olivenöl andünsten. Die Tomaten dazugeben und zugedeckt etwa 45 Minuten schmoren lassen. Wenn nötig, etwas Wasser dazugeben. • Die Soße nach dem Kochen passieren und eventuell noch etwas einkochen lassen. Mit Salz und Pfeffer abschmecken.
Variationen:

Sie können die Soße auch roh rühren, indem Sie die enthäuteten Tomaten im Mixer pürieren und würzen. Fertig.

Versuchen Sie die Tomatensoße mit verschiedenen Kräutern: zum Beispiel Basilikum, Petersilie, Thymian, Rosmarin, Sellerieblättern oder Knoblauch. Die Kräuter jeweils zerkleinert vor dem Kochen dazugeben.

Geröstete Pinienkerne, zerkleinerte Oliven oder Schafskäse geben der Tomatensoße ebenfalls ein individuelles Aroma.

Zutaten für etwa 250 ml Soße

3 bis 4 mittelgroße Tomaten
1 kleine Zwiebel
1 TL Olivenöl
Salz
frisch gemahlener Pfeffer
1–2 TL Aceto balsamico

Tomatensalat mit Mozzarella

Tomaten waschen, Stielansätze entfernen, Tomaten in Scheiben schneiden. Zwiebel schälen und in feine Ringe schneiden. • Basilikum waschen, trockenschleudern. Blätter von den Stielen zupfen und leicht zerrupfen. Mozzarella abtropfen lassen und in Scheiben schneiden. • Öl und Balsamessig miteinander vermischen. Tomatenscheiben, Zwiebelringe und Mozzarellascheiben auf einer Platte anrichten. Salatsoße darüber träufeln, salzen und pfeffern. Basilikum darauf verteilen.

Zutaten für 4 Personen

1,5 kg Tomaten

1 Gemüsezwiebel

2 Bund frisches Basilikum

200 g Mozzarella (Büffelkäse)

6 EL kaltgepresstes Olivenöl

6 EL Balsamessig

Salz

Pfeffer

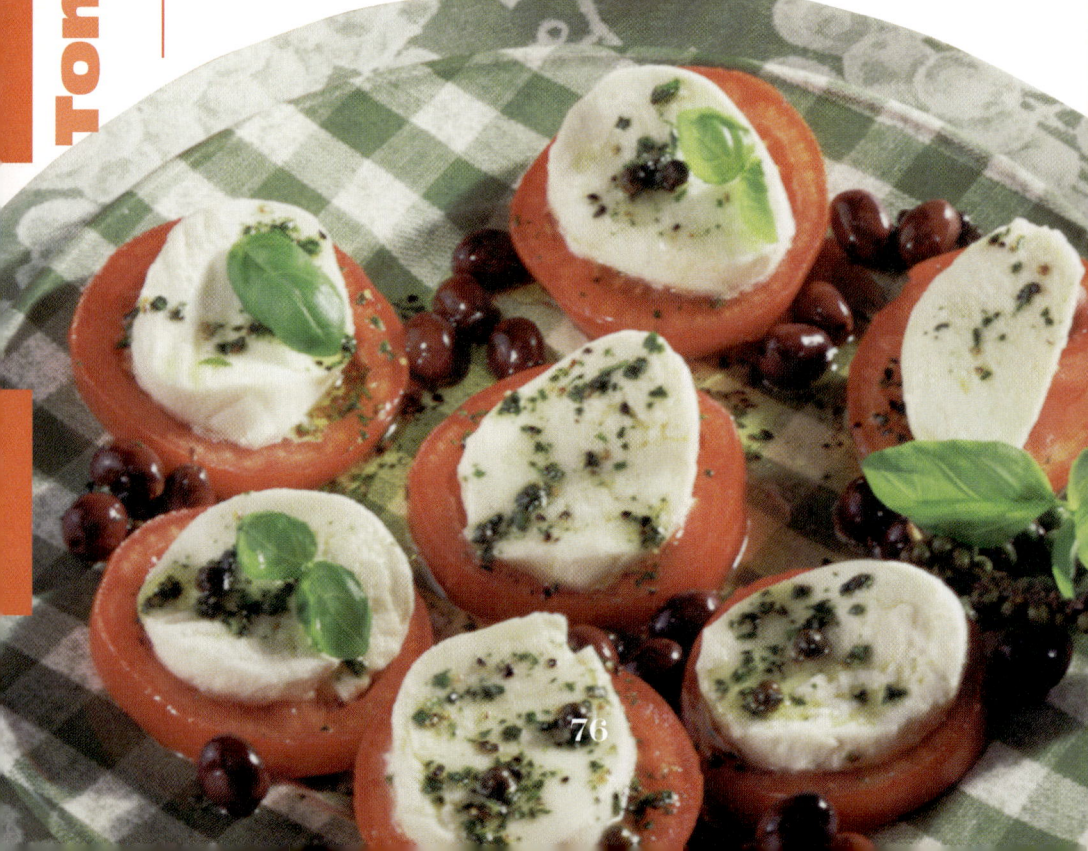

76

Tomatensalat mit Gurkenmousse

Tomaten waschen, Stielansätze herausschneiden. Früchte in Scheiben schneiden. Champignons putzen, feucht abreiben und ebenfalls in Scheiben schneiden. Gemüse auf zwei Tellern verteilen. • Zwiebel schälen, fein hacken und mit Essig und Olivenöl verrühren. Dressing mit Salz und Pfeffer abschmecken und über das Gemüse gießen. • Gurke schälen, fein reiben und mit Salz bestreuen. Den Saft gut abtropfen lassen. • Brühe aufkochen lassen, Haferflöcken darunter rühren und bei kleiner Hitze 30 Minuten quellen lassen. Haferflocken abgießen, Brühe dabei auffangen. • Gelatine 10 Minuten einweichen, gut ausdrücken und in heißer Brühe auflösen. • Kräuter waschen, trockenschleudern und hacken. Bis auf 2 Esslöffel Kräuter in die Brühe geben. • Frischkäse glatt rühren und mit Apfelessig in die erkaltete Brühe geben (darf noch nicht fest sein). • Gurke und Haferflocken zum Frischkäse geben. Sahne und Eiweiß getrennt steif schlagen und unter die Frischkäsemasse ziehen. Masse in Portionsförmchen füllen und 2 Stunden kühl stellen. • Förmchen kurz in warmes Wasser stellen. Mousse auf den Tomatensalat stürzen und mit restlichen Kräutern garnieren.

Zutaten für 2 Personen

250 g Tomaten
50 g Champignons
1 kleine Zwiebel
2 TL Rotweinessig
3 TL Olivenöl
Salz
Pfeffer
1 Salatgurke
150 ml Instant-Gemüsebrühe
75 g Haferflocken
4 Blatt weiße Gelatine
50 g gemischte Kräuter (z. B. Zitronenmelisse, Dill, Kerbel, Schnittlauch, Kresse)
100 g Frischkäse
2 EL Apfelessig
50 g süße Sahne
1 Eiweiß

Tomatencremesuppe

Die Tomaten enthäuten, die Stielansätze entfernen, das Fruchtfleisch grob würfeln. Zwiebeln schälen, würfeln und im Öl andünsten. Die Tomatenwürfel dazugeben und die Masse etwa 30 Minuten bei mittlerer Hitze zu Mus einkochen lassen, öfter umrühren. • Die Gemüsebrühe unter das Mus rühren und die Masse pürieren. Mit Salz und Pfeffer abschmecken. Die süße Sahne oder Crème fraîche darunter rühren und die Suppe noch ein- mal kurz erhitzen. • Zum Schluss den Grappa dazugeben und die klein geschnittenen Basili- kumblätter darüber geben.

Zutaten für 4 Personen

800 g frische reife Tomaten

2 Zwiebeln

1 EL Olivenöl

1/4 l Gemüsebrühe

100 ml süße Sahne oder

Crème fraîche

1 Pr. Zucker

Salz

Pfeffer

2 EL Grappa

Basilikumblätter

Tomaten-Kürbis-Ratatouille

Kürbis schälen, Kerne entfernen, Fruchtfleisch in mundgerechte Würfel schneiden. Tomaten enthäuten, Stielansätze entfernen. Früchte entkernen und in Würfel schneiden. • Champignons putzen, abreiben und in Scheiben schneiden. Schalotten und Ingwer schälen und würfeln. Speck ebenfalls würfeln. • Speckwürfel in heißer Butter anbraten, Schalottenwürfel dazugeben und glasig dünsten. • Kürbiswürfel dazugeben und alles bei geschlossenem Topf und mittlerer Hitze 10 Minuten garen. • Tomatenwürfel, Champignonscheiben und Ingwer in den Topf geben. Mit Salz und Pfeffer abschmecken. Sahne zugießen und Gemüse etwa 5 Minuten zugedeckt schmoren lassen. • Kerbel waschen, trockenschleudern und fein hacken. Über das Ratatouille streuen.

Zutaten für 4 Personen

1,5 kg Kürbis

400 g Tomaten

200 g Champignons

3 Schalotten

40 g frischer Ingwer

100 g durchwachsener Speck

4 EL Butter

Salz

Pfeffer

150 g süße Sahne

1 Bund Kerbel

Pikanter Tomatendrink

Alle Zutaten gut miteinander verrühren oder im Mixer mischen. • Mit Salz und Pfeffer abschmecken und in Gläser füllen. • Mit je 1 Teelöffel Schnittlauchröllchen garnieren.

Zutaten für 2 Drinks

200 ml Tomatensaft

2 TL Zitronensaft

100 ml Buttermilch

3–4 EL Sangrita

Salz

weißer Pfeffer

2 TL Schnittlauchröllchen